REFLUJO

Alimentos y Plantas Medicinales

Isabel M. Rivero

AVISO LEGAL Y CREDITOS

REFLUJO. Alimentos y Plantas Medicinales.
Copyright ©2017 Isabel M. Rivero
Todos los derechos reservados

Queda estrictamente prohibida la reproducción total o parcial de esta obra, así como su incorporación a sistemas informáticos o su transmisión por cualquier medio (electrónico, mecánico, fotocopia, grabación u otros), sin previa autorización por escrito de la titular del copyright. La vulneración de estos derechos constituye una violación a la propiedad intelectual.

Gracias por respetar este trabajo. Solo si todos colaboramos y evitamos la piratería, será posible continuar publicando nuevos ebooks en el futuro.

Cuarta edición, ampliada: Septiembre 2024
Fotografías de: Buntysmum y Alsampang via Pixabay

Este libro proporciona información general y no sustituye el asesoramiento médico profesional. Ni el editor ni la autora serán responsables de daños de cualquier tipo derivados del uso de este contenido. El lector asume la responsabilidad total por sus decisiones, acciones y resultados.

Este libro debe utilizarse únicamente como referencia y nunca como un manual médico. Su propósito es ayudarle a tomar decisiones informadas sobre su salud. No pretende sustituir ningún tratamiento que su médico le haya indicado.

Prólogo: Una Guía para el Bienestar

Queridas lectoras y lectores,

¡Bienvenidos a este viaje hacia una mejor salud! Desde que comencé a compartir mis conocimientos y experiencia, mi mayor motivación ha sido poder contribuir de manera positiva a sus vidas. Por eso, a través de estas páginas, quiero ofrecerles información valiosa y recursos prácticos que realmente puedan ayudarles a sentirse mejor.

En este libro, cada consejo y remedio ha sido cuidadosamente seleccionado por su efectividad comprobada y facilidad de aplicación en el día a día. Encontrarán no solo plantas medicinales, suplementos y alimentos accesibles, sino también información médica detallada sobre este problema de salud, consejos adicionales y respuestas a las preguntas más frecuentes, para que tengan una guía práctica, completa y confiable.

Mi meta es que esta obra sea su compañera valiosa y práctica, un recurso donde hallarán herramientas concretas para acompañarles en su camino hacia una vida más saludable y plena. Saber que este trabajo tiene un impacto positivo me llena de alegría y me motiva a seguir adelante. Aunque escribir requiere esfuerzo, tiempo y constancia, comprobar que mis libros marcan una diferencia real en sus vidas es mi mayor recompensa.

Y porque sus experiencias son mi mayor fuente de inspiración, me encantaría que me escribieran contándome sobre sus avances. Pueden contactarme en mi correo electrónico: **isabelmriveror@gmail.com**, donde estaré encantada de leer sus historias y comentarios.

Espero de corazón que esta guía práctica se convierta en su pilar indispensable en el camino hacia una mejor salud y bienestar. Gracias por permitirme ser parte de vuestra vida. Con cariño, Isabel.

INTRODUCCIÓN

En el camino hacia una salud plena, es vital entender que ningún remedio "milagroso" –ya sea un medicamento, planta, suplemento o alimento– puede solucionar una enfermedad de manera aislada. Asimismo, centrarse exclusivamente en ocultar o aliviar los síntomas, sin abordar la "causa" subyacente, suele conducir a recaídas frecuentes. En cambio, tratar la raíz del problema no solo alivia los síntomas de forma gradual, sino que también promueve una recuperación verdadera, sostenible y duradera.

Quizá algunas veces has sentido frustración porque ciertos fármacos no funcionan como esperabas. Esto ocurre porque la salud, para ser realmente restaurada, requiere un enfoque "integral", orientado desde su origen hacia la causa real del problema. Este enfoque abarca mucho más que tratamientos efectivos: incluye también adoptar mejoras en nuestra alimentación (como base de la nutrición celular), priorizar un sueño reparador, manejar el estrés adecuadamente y mantener un estilo de vida saludable. Estos pilares no solo favorecen la recuperación, sino que también fortalecen tu confianza en el proceso y optimizan la increíble capacidad natural de tu cuerpo para sanar.

Este libro es una puerta de entrada hacia esa filosofía integral de salud. En el primer capítulo, descubrirás información clave para identificar las causas principales relacionadas con esta patología. Profundizaremos en los síntomas característicos, los distintos tipos de la afección, señales de alarma que no deben ignorarse, complicaciones comunes, y los consejos y pruebas médicas que son fundamentales para alcanzar un diagnóstico preciso. A partir de ahí, los capítulos siguientes estarán dedicados a temas como la alimentación, menús sugeridos para el día a día y enfoques naturales, incluyendo suplementos y remedios a base de hierbas, para crear un progreso constante hacia tu bienestar.

Aunque tienes la libertad de elegir y adaptar las ideas que sean más útiles para ti, no te pierdas el capítulo titulado "**Plan práctico recomendado**". Este apartado se convertirá en una guía fundamental, que reúne de manera sencilla y accesible todos los elementos esenciales de un enfoque integral. Desde ahí, podrás navegar entre los diferentes capítulos y emplear aquellas estrategias que mejor se ajusten a tus necesidades y preferencias personales.

Es importante subrayar que todas las sugerencias presentadas en este libro están respaldadas por evidencia científica. No se trata de opiniones ni soluciones improvisadas, sino de información verificada que asegura resultados fiables. Al final de la obra, encontrarás referencias detalladas y estudios científicos que fundamentan cada propuesta. Esto no solo te ayudará a sentirte más segura/o al ponerlas en práctica, sino que también reforzará tu confianza de estar tomando decisiones informadas para cuidar de tu salud.

EL REFLUJO

El reflujo, una afección que puede manifestarse como algo tan común como una acidez ocasional o evolucionar hacia formas más complejas y persistentes, como la enfermedad por reflujo gastroesofágico (ERGE), afecta a personas de todas las edades y estilos de vida. Si alguna vez has experimentado ese ardor incómodo que asciende por detrás del esternón o esa molestia tras comer, no estás solo. Estas sensaciones, que a menudo parecen inofensivas, pueden formar parte de un espectro más amplio, que abarca desde episodios pasajeros hasta problemas crónicos capaces de impactar significativamente en el bienestar diario. Comprender qué ocurre en nuestro cuerpo es, sin duda, el primer paso para encontrar alivio.

En muchas ocasiones, la acidez es simplemente una respuesta puntual a una comida copiosa o a ciertos alimentos desencadenantes, y, afortunadamente, tiende a desaparecer por sí sola. Sin embargo, cuando esa desagradable sensación de ardor o malestar se repite con frecuencia o se acompaña de síntomas como dificultad para tragar, regurgitación constante o incluso dolor en el pecho, podría estar indicando la presencia de un problema más grave, como el reflujo crónico. Aunque la ERGE es la forma más conocida, existen otras variantes menos evidentes, como el reflujo laringofaríngeo (RLF), que puede manifestarse con síntomas menos habituales, como ronquera, tos persistente o esa incómoda sensación de tener algo atrapado en la garganta. Este tipo de reflujo suele pasar desapercibido o confundirse con otras patologías, lo que resalta la importancia de contar con la información adecuada y recibir atención específica.

El cuerpo humano cuenta con sus propios mecanismos de defensa para evitar que el contenido del estómago, incluidos los ácidos esenciales para la digestión, retroceda hacia el esófago. El principal elemento que asegura esta protección es el esfínter esofágico inferior (EEI), una especie de válvula muscular que separa el estómago del esófago. Sin embargo, esta barrera puede fallar por diversos motivos: desde un debilitamiento del esfínter hasta un aumento de la presión abdominal, provocado con frecuencia por el embarazo, la obesidad o incluso episodios de relajaciones espontáneas que permiten que el ácido gástrico suba inadvertidamente hacia el esófago. Estas disfunciones, aunque a veces sutiles, son la causa principal del malestar característico del reflujo.

Además, diferentes factores externos e internos pueden contribuir a la aparición del reflujo en cualquiera de sus formas. Hábitos cotidianos, como consumir alimentos ricos en grasas, picantes o cítricos, beber grandes cantidades de café o alcohol o comer copiosamente, pueden actuar como desencadenantes. El estrés crónico también desempeña un papel importante, ya que afecta tanto los procesos digestivos como la producción de ácido en el estómago. Asimismo, determinadas condiciones médicas, como la hernia de hiato, o el uso frecuente de ciertos medicamentos, como analgésicos o relajantes musculares, pueden agravar la situación. Estos factores, junto con predisposiciones individuales, hacen que cada experiencia con el reflujo sea única y requiera un enfoque específico.

Entender los tipos de reflujo y los mecanismos que lo provocan es clave para aprender a gestionarlo y, lo que es aún más importante, prevenir las posibles complicaciones a largo plazo. La buena noticia es que, en muchos casos, pequeños cambios en tus hábitos alimenticios o en tu estilo de vida pueden marcar una gran diferencia y proporcionarte un alivio significativo. En las situaciones más complicadas, puede ser necesario recurrir a tratamientos médicos o, en casos excepcionales, considerar una intervención quirúrgica. Este libro está pensado para ti, para ofrecerte una guía cercana y práctica que te ayude a comprender mejor lo que te ocurre y, sobre todo, a mejorar tu calidad de vida. Aquí encontrarás consejos útiles, información fiable y alternativas complementarias, porque con las herramientas adecuadas, el reflujo puede dejar de ser una carga. ¡No te rindas! Este libro puede ser el inicio de un camino hacia una vida más cómoda y saludable.

Síntomas de los trastornos por reflujo

Los trastornos por reflujo, como el reflujo gastroesofágico (RGE) o la enfermedad por reflujo gastroesofágico (ERGE), pueden manifestar una amplia variedad de síntomas cuya intensidad depende tanto de la gravedad del problema como de las características individuales de cada persona.

A continuación, se detallan los síntomas más habituales, así como otros menos frecuentes que también podrían presentarse:

- **Síntomas digestivos comunes:**

Estos suelen ser los primeros signos del reflujo y los más característicos:

  - **Acidez** (pirosis): Sensación de ardor o quemazón en el pecho, que suele irradiarse desde el estómago hasta la garganta. Aparece con frecuencia después de comer o al acostarse.

  - **Regurgitación ácida:** Retorno de contenido ácido del estómago hacia la garganta o la boca, dejando un sabor agrio o amargo.

  - **Sensación de plenitud o hinchazón abdominal:** A menudo acompañado de eructos o gases.

- **Síntomas atípicos o extraesofágicos:**

Estos pueden confundir el diagnóstico inicial, ya que no están directamente relacionados con el sistema digestivo:

  - **Dolor torácico no cardíaco:** Una presión o molestias en el pecho que pueden parecer un ataque cardíaco.

  - **Tos crónica:** Especialmente por la noche o al estar en posición supina (acostado boca arriba).

  - **Ronquera o cambios en la voz:** El ácido puede irritar las cuerdas vocales, provocando inflamación.

  - **Dolor o molestias en la garganta:** Sensación persistente de cuerpo extraño o irritación.

- **Mal aliento** (halitosis): Generado por el reflujo constante de contenido gástrico a la boca.

- **Problemas respiratorios**: Como sibilancias, asma no controlada o neumonía por aspiración.

- **Síntomas menos frecuentes:**
  - **Náuseas o vómitos:** Especialmente al despertar o tras comidas abundantes.

  - **Dificultad para tragar** (disfagia): Sensación de que los alimentos se quedan atascados en el pecho.

  - **Dolor abdominal superior**: Molestias en la región del epigastrio (parte alta del abdomen).

  - **Erosión dental:** En casos graves, el ácido gástrico puede dañar el esmalte de los dientes.

Si no se tratan adecuadamente, los trastornos por reflujo pueden derivar en síntomas más graves, como esofagitis, formación de úlceras o incluso la aparición de esófago de Barrett, una condición precancerosa.

Si experimentas síntomas frecuentes o intensos, o si alguno de ellos interfiere con tu calidad de vida, es importante que consultes con un médico para obtener un diagnóstico y un tratamiento adecuado.

Tipos de trastornos por reflujo

Existen diversos trastornos por reflujo, cada uno con características y manifestaciones específicas:

Reflujo Gastroesofágico No Erosivo (NERD)

El Reflujo Gastroesofágico No Erosivo (NERD, por sus siglas en inglés) es una forma de enfermedad por reflujo gastroesofágico (ERGE) en la cual se experimentan síntomas clásicos de reflujo, como acidez (pirosis) y regurgitación, pero sin evidencia de daño esofágico visible a través de una endoscopia. Esto diferencia al NERD de la forma erosiva de la enfermedad por reflujo, donde se observan lesiones o erosiones en el revestimiento del esófago. Sus características principales son las siguientes:

- **Síntomas clásicos**: Las personas con NERD experimentan síntomas similares a los de otros tipos de reflujo, principalmente acidez y regurgitación. Sin embargo, la ausencia de daño visible en el esófago es una característica definitoria.

- **Hipersensibilidad esofágica**: Muchas personas con NERD tienen una sensibilidad aumentada al ácido en el esófago, lo que contribuye a la percepción de los síntomas, incluso cuando la exposición al ácido es normal.

- **Mecanismos involucrados**: Se cree que los mecanismos subyacentes al NERD pueden incluir alteraciones en la motilidad esofágica, disfunción del esfínter esofágico inferior y sensibilidad visceral aumentada.

- **Respuesta al tratamiento**: Las personas con NERD pueden responder de manera variable a los inhibidores de la bomba de protones (IBP), que son la terapia estándar para el reflujo ácido. Algunas personas experimentan un alivio significativo, mientras que otras pueden tener una respuesta limitada.

- **Síntomas extraesofágicos**: Además de los síntomas clásicos, algunas personas pueden experimentar síntomas extraesofágicos como tos crónica, laringitis y asma, aunque estos no son específicos de NERD.

- **Prevalencia**: El NERD es una de las formas más comunes de enfermedad por reflujo gastroesofágico. Se estima que hasta el 70% de las personas con síntomas de ERGE tienen NERD, lo que lo convierte en una presentación más frecuente que la enfermedad por reflujo erosiva (ERD). La prevalencia exacta puede variar según la población estudiada y los criterios diagnósticos utilizados. NERD es más común en mujeres que en hombres, y también tiende a presentarse con mayor frecuencia en personas más jóvenes en comparación con la ERD.

Enfermedad por Reflujo Gastroesofágico Erosiva (ERD)

La Enfermedad por Reflujo Gastroesofágico Erosiva (ERD, por sus siglas en inglés) es una forma de enfermedad por reflujo gastroesofágico (ERGE) que se caracteriza por la presencia de lesiones o erosiones visibles en el revestimiento del esófago, observables mediante una endoscopia. Estas erosiones son el resultado del daño causado por el reflujo persistente de ácido gástrico hacia el esófago, lo que puede llevar a una inflamación conocida como esofagitis. Sus características principales son las siguientes:

• **Síntomas clásicos**: Al igual que otras formas de reflujo, las personas con ERD experimentan síntomas como acidez (pirosis), regurgitación ácida, dolor torácico y dificultad para tragar (disfagia). Sin embargo, la presencia de erosiones en el esófago es una característica definitoria de ERD.

• **Daño esofágico**: La endoscopia revela erosiones en el esófago, que pueden variar en número y severidad. Estas lesiones son un marcador claro de daño tisular debido a la exposición repetida al ácido gástrico.

• **Clasificación de Los Ángeles**: El grado de esofagitis erosiva se clasifica comúnmente utilizando el sistema de clasificación de Los Ángeles, que evalúa la extensión y gravedad de las erosiones en el esófago, clasificándolas en grados A a D.

• **Complicaciones potenciales**: Si no se trata, el ERD puede conducir a complicaciones como estenosis esofágica (estrechamiento del esófago), esófago de Barrett (cambios precancerosos en el revestimiento del esófago) y un mayor riesgo de adenocarcinoma esofágico.

• **Tratamiento**: Los inhibidores de la bomba de protones (IBP) son el tratamiento de primera línea para curar las erosiones y controlar los síntomas. En casos resistentes o severos, se puede considerar la cirugía antirreflujo, como la fundoplicatura.

- **Prevalencia**: La prevalencia de ERD varía según la población y los métodos de diagnóstico. Se estima que entre el 20% y el 30% de las personas con síntomas de ERGE tienen ERD, lo que lo convierte en menos común que el reflujo gastroesofágico no erosivo (NERD). ERD es más frecuente en hombres que en mujeres y tiende a aumentar con la edad. La prevalencia de ERD también puede estar influenciada por factores de riesgo como la obesidad, el tabaquismo, la dieta y ciertos medicamentos que pueden relajar el esfínter esofágico inferior, aumentando así la exposición del esófago al ácido gástrico.

Reflujo Laringofaríngeo (RLF)

El Reflujo Laringofaríngeo (RLF) es una condición en la que el contenido del estómago, incluidos el ácido y las enzimas digestivas, refluye hacia la laringe y la faringe, que son partes del tracto respiratorio superior. A diferencia del reflujo gastroesofágico clásico, el RLF puede no causar acidez, lo que a menudo dificulta su diagnóstico. Se le conoce también como "reflujo silencioso" debido a la ausencia de síntomas típicos de reflujo ácido. Sus características principales son las siguientes:

- **Síntomas atípicos**: Los síntomas del RLF pueden incluir carraspeo frecuente, sensación de cuerpo extraño en la garganta (globus faríngeo), tos crónica, ronquera, dolor de garganta, dificultad para tragar (disfagia) y en algunos casos, problemas respiratorios como asma o laringitis recurrente.

- **Diagnóstico desafiante**: Debido a la falta de síntomas clásicos de reflujo ácido, el diagnóstico de RLF puede ser complicado. Se basa en la evaluación clínica de los síntomas y puede involucrar pruebas como la laringoscopia para observar signos de inflamación en la laringe.

- **Diferencias con el ERGE**: A diferencia del ERGE, donde el reflujo afecta principalmente al esófago, el RLF afecta a las vías respiratorias superiores. El pH del contenido que refluye en RLF puede ser menos ácido, pero aún así causa irritación significativa en la mucosa más sensible de la laringe y la faringe.

- **Mecanismos involucrados**: Se cree que el RLF ocurre debido a una disfunción del esfínter esofágico superior, que permite que el contenido gástrico ascienda más allá del esófago. También puede ser influenciado por factores como el estrés y ciertas posturas que favorecen el reflujo.

- **Tratamiento**: El manejo del RLF puede incluir cambios en la dieta y el estilo de vida, como evitar alimentos desencadenantes, elevar la cabecera de la cama y perder peso. Los inhibidores de la bomba de protones (IBP) y los antiácidos también se utilizan, aunque la respuesta al tratamiento puede ser variable.

- **Prevalencia**: La prevalencia exacta del RLF es difícil de determinar debido a su diagnóstico desafiante y la variabilidad en la presentación de los síntomas. Sin embargo, se considera que es relativamente común y puede afectar a personas de todas las edades. Se observa con frecuencia en personas que utilizan mucho la voz, como cantantes y docentes, debido a la irritación recurrente de las vías respiratorias superiores.

Reflujo Biliar

El reflujo biliar es una condición en la que la bilis, un líquido digestivo producido por el hígado y almacenado en la vesícula biliar, se filtra hacia el estómago y, en algunos casos, hacia el esófago. Esto puede ocurrir junto con el reflujo gastroesofágico ácido, pero también puede ser una condición separada. La bilis es necesaria para la digestión de las grasas y normalmente se libera en el intestino delgado, pero cuando regresa hacia el estómago y el esófago, puede causar irritación e inflamación. Sus características principales son las siguientes:

- **Síntomas**: Los síntomas del reflujo biliar son similares a los del reflujo gastroesofágico, pero pueden incluir acidez estomacal intensa, dolor abdominal superior, náuseas, vómitos (a veces con bilis), tos, pérdida de peso involuntaria y en algunos casos, esofagitis o inflamación del revestimiento del esófago.

- **Causas**: El reflujo biliar puede ocurrir en personas que han tenido cirugías gástricas como la gastrectomía o la cirugía de bypass gástrico. También puede ser causado por alteraciones en el esfínter pilórico, la válvula que separa el estómago del intestino delgado, que permite que la bilis regrese al estómago.

- **Diferencias con el ERGE**: A diferencia del reflujo ácido, el reflujo biliar no se alivia fácilmente con los inhibidores de la bomba de protones, ya que estos medicamentos están diseñados para reducir la producción de ácido estomacal, no para controlar el flujo de bilis.

- **Diagnóstico**: El diagnóstico del reflujo biliar puede incluir una endoscopia para observar el daño en el estómago y el esófago, una prueba de pH para medir la acidez en el esófago, y una prueba de impedancia para detectar el reflujo de líquidos no ácidos. Un examen de centelleografía biliar también puede ser útil.

- **Tratamiento**: El tratamiento del reflujo biliar puede ser más complejo que el del reflujo ácido y puede incluir medicamentos como los quelantes de ácidos biliares (por ejemplo, colestiramina), que ayudan a neutralizar la bilis. En casos severos o resistentes al tratamiento médico, se puede considerar la cirugía, como el desvío biliar o la reconstrucción del esfínter pilórico.

- **Prevalencia**: La prevalencia exacta del reflujo biliar no está bien establecida, pero se sabe que es menos común que el reflujo gastroesofágico ácido. Es más frecuente en personas que han tenido cirugías gástricas o en aquellas con condiciones que afectan la motilidad gástrica.

Reflujo Gastroesofágico Funcional

El reflujo gastroesofágico funcional es considerado un trastorno funcional del tracto gastrointestinal. Aunque las personas experimentan síntomas de reflujo, estos no se asocian con las características típicas del reflujo ácido patológico, como la esofagitis erosiva. Se clasifica dentro de los trastornos funcionales del aparato digestivo según los criterios de Roma IV. Sus características principales son las siguientes:

- **Síntomas**: Los síntomas incluyen acidez frecuente, sensación de ardor detrás del esternón, regurgitación de alimentos o líquidos, y ocasionalmente, dolor torácico no cardíaco. Sin embargo, estos síntomas no se acompañan de hallazgos objetivos de daño en el esófago.

- **Criterios de diagnóstico**: El diagnóstico de reflujo gastroesofágico funcional se realiza principalmente mediante la exclusión de otras condiciones. Esto incluye una endoscopia normal que no muestre esofagitis, y un monitoreo de pH que no indique exposición anormal al ácido. Además, los síntomas no deben estar asociados con un trastorno de hipersensibilidad al reflujo.

- **Diferencias con el ERGE clásico**: En el ERGE clásico, suele haber evidencia de daño en el esófago debido al ácido estomacal, como esofagitis o daños visibles en una endoscopia. En el reflujo gastroesofágico funcional, no se observan estos signos objetivos.

- **Mecanismos involucrados**: Aunque no se comprende completamente, se cree que los mecanismos pueden incluir una alteración en la percepción del dolor esofágico, hipersensibilidad visceral, o disfunción en el procesamiento del dolor en el sistema nervioso central.

- **Tratamiento**: El tratamiento del reflujo gastroesofágico funcional puede ser más desafiante debido a la ausencia de anomalías fisiológicas obvias. Puede incluir el uso de inhibidores de la bomba de protones (IBP) para ver si hay alguna mejora en los síntomas, aunque no siempre son efectivos. También se pueden considerar medicamentos que modulan la percepción del dolor, como los antidepresivos tricíclicos o inhibidores selectivos de la recaptación de serotonina (ISRS). Además, se pueden recomendar cambios en el estilo de vida y la dieta, junto con técnicas de manejo del estrés.

- **Prevalencia**: La prevalencia del reflujo gastroesofágico funcional es difícil de determinar con precisión debido a la naturaleza de exclusión del diagnóstico. Sin embargo, se estima que representa una proporción significativa de personas que buscan atención por síntomas de reflujo sin evidencia objetiva de ERGE.

Causas

Para abordar y mejorar cualquier trastorno relacionado con el reflujo, es esencial identificar y tratar sus causas subyacentes. Esto implica comprender los factores específicos que pueden estar influyendo en tu caso particular.

Los trastornos por reflujo pueden originarse por diversas razones, que incluyen desde factores anatómicos hasta hábitos de vida y condiciones médicas. A continuación, se presentan algunas de las causas más comunes:

- **Relajación del esfínter esofágico inferior** (EEI): El EEI es un músculo ubicado en la unión del esófago y el estómago que actúa como una barrera para evitar el reflujo de los ácidos estomacales. Cuando el EEI se relaja de manera inapropiada o se debilita, permite que el ácido estomacal regrese al esófago, lo que conduce al reflujo.

- **Hernia de hiato**: Una hernia de hiato ocurre cuando la parte superior del estómago se desplaza hacia arriba a través de una abertura en el diafragma llamada hiato. Esta condición puede debilitar el EEI y facilitar el reflujo ácido.

- **Sobrepeso u obesidad**: El exceso de peso puede ejercer presión sobre el estómago y aumentar la probabilidad de que los ácidos estomacales se escapen hacia el esófago. Además, el tejido adiposo puede liberar sustancias químicas inflamatorias que contribuyen al desarrollo del ERGE.

- **Dieta poco saludable**: El consumo excesivo de alimentos ricos en grasas, comidas picantes, alimentos ácidos, cafeína, alcohol y bebidas carbonatadas puede debilitar el EEI y aumentar la producción de ácido estomacal, lo que empeora los síntomas del reflujo.

• **Hábitos alimentarios y posturales**: Comer comidas grandes justo antes de acostarse o inclinarse hacia adelante después de comer pueden favorecer el reflujo. La gravedad puede facilitar el paso del ácido hacia el esófago cuando se está acostado o inclinado.

• **Embarazo**: Durante el embarazo, los cambios hormonales y el crecimiento del útero pueden ejercer presión sobre el estómago, lo que aumenta el riesgo de reflujo gastroesofágico.

• **Fumar**: Fumar debilita el EEI y reduce la producción de saliva, que ayuda a neutralizar el ácido estomacal. Además, el hábito de fumar puede aumentar la producción de ácido en el estómago.

• **Condiciones médicas subyacentes**: Algunas condiciones médicas, como la hernia de hiato, la esclerodermia, la gastroparesia –retardo del vaciamiento gástrico– y la enfermedad del tejido conectivo, pueden aumentar el riesgo de desarrollar reflujo gastroesofágico.

• **Medicamentos**: Algunos medicamentos pueden debilitar el EEI o aumentar la producción de ácido estomacal, lo que contribuye al reflujo. Entre ellos se encuentran los fármacos antiinflamatorios no esteroideos (AINE), como el ibuprofeno y el naproxeno, así como los bloqueadores de los canales de calcio, algunos antidepresivos y los medicamentos para el asma.

• **Esofagitis y úlceras**: La inflamación del esófago (esofagitis) y la formación de úlceras pueden dañar el revestimiento del esófago, debilitando la barrera protectora contra el ácido estomacal y aumentando el riesgo de reflujo.

• **Estrés**: El estrés crónico puede afectar la función del sistema digestivo, incluido el esfínter esofágico inferior. Además, el estrés puede influir en los hábitos alimentarios, como el consumo de alimentos poco saludables o comer en exceso, lo que puede empeorar los síntomas del reflujo.

- **Asma**: Existe una relación bidireccional entre el asma y el reflujo gastroesofágico. El reflujo puede desencadenar síntomas asmáticos en algunas personas, mientras que el asma mal controlado puede aumentar la presión en el abdomen y debilitar el EEI, favoreciendo el reflujo.

- **Enfermedad del reflujo ácido no erosiva** (NERD): En algunos casos, no se encuentra evidencia de daño visible en el esófago, pero aún así se experimentan síntomas de reflujo. Se cree que factores como la hipersensibilidad esofágica y la disfunción motora pueden desempeñar un papel en NERD.

Es esencial recordar que los trastornos por reflujo tienen causas multifactoriales, que pueden variar considerablemente de una persona a otra. Ante síntomas persistentes o severos, es crucial consultar a un profesional médico para un diagnóstico preciso y un tratamiento apropiado.

- **En algunos casos, el reflujo se debe a la hipoclorhidria**. Para identificar la hipoclorhidria, se pueden considerar los siguientes síntomas:

  - Malestar después del consumo de proteínas (pescado, huevos, carne).
  - Sensación de reflujo ácido después de comer.
  - Eructos, gases o hinchazón después de comer.

Si sufres de hipoclorhidria, podrías valorar el uso de suplementos de betaína con ácido clorhídrico, disponibles en herbolarios y tiendas naturistas sin necesidad de receta. Además, incorporar sal marina sin refinar –diferente a la sal de mesa procesada– podría contribuir a estimular la producción de ácido en el estómago.

Posibles complicaciones a largo plazo

El reflujo gastroesofágico, si no se trata adecuadamente o se mantiene mal controlado, puede dar lugar a diversas complicaciones que afectan la calidad de vida y la salud en general. A continuación, se enumeran algunas de las complicaciones más frecuentes:

- **Esofagitis**: La esofagitis es la inflamación del esófago causada por el reflujo ácido crónico. Puede provocar dolor en el pecho, dificultad para tragar, sensación de tener un bulto en la garganta y otros síntomas. Si no se trata, la esofagitis puede empeorar y provocar úlceras, estrechamiento del esófago (estenosis) e incluso perforación del esófago.

- **Estenosis esofágica**: El daño recurrente al esófago debido al reflujo ácido puede provocar un estrechamiento del esófago llamado estenosis. Esto puede dificultar la deglución de alimentos sólidos y líquidos, causar sensación de obstrucción en el pecho y provocar regurgitación.

- **Úlceras esofágicas**: El ácido estomacal puede dañar el revestimiento del esófago y causar la formación de úlceras. Estas úlceras pueden causar dolor en el pecho, dificultad para tragar y sangrado.

- **Asma y neumonía**: El reflujo gastroesofágico no tratado puede desencadenar síntomas asmáticos en algunas personas. El ácido estomacal que regresa hacia el esófago puede irritar las vías respiratorias y provocar tos, sibilancias y dificultad para respirar. Además, el reflujo ácido puede aumentar el riesgo de desarrollar neumonía si el contenido gástrico llega hasta los pulmones.

- **Hemorragia gastrointestinal**: En casos graves de ERGE, el revestimiento del esófago puede dañarse lo suficiente como para provocar sangrado. Esto puede manifestarse como sangre en las heces o vómito con sangre, y puede requerir atención médica de emergencia.

- **Erosiones dentales**: El ácido estomacal que regresa hacia la boca puede causar erosiones en el esmalte dental, lo que puede provocar sensibilidad dental, caries y debilitamiento de los dientes.

- **Esofagitis ulcerosa**: La esofagitis ulcerosa es una complicación más grave de la esofagitis. Se caracteriza por la formación de úlceras en el revestimiento del esófago debido al daño causado por el ácido estomacal. Estas úlceras pueden ser dolorosas y pueden sangrar, lo que puede llevar a la anemia si no se trata adecuadamente.

- **Estrechamiento del esófago**: El daño crónico causado por el reflujo ácido puede provocar un estrechamiento del esófago, conocido como estenosis esofágica. Esto ocurre cuando el tejido cicatricial se acumula y estrecha el diámetro interno del esófago. Como resultado, la deglución de alimentos sólidos puede ser difícil o incluso imposible, lo que puede requerir intervención médica para dilatar o ensanchar el esófago.

- **Laringitis crónica y problemas vocales**: El reflujo ácido puede afectar la laringe y las cuerdas vocales, lo que puede causar laringitis crónica. Esto se manifiesta como una inflamación persistente de la laringe, lo que lleva a cambios en la voz, ronquera, tos crónica y dificultad para hablar o cantar.

- **Neumonía por aspiración**: El reflujo ácido puede llegar hasta los pulmones, lo que puede provocar neumonía por aspiración. Esto ocurre cuando el contenido gástrico regurgitado entra en las vías respiratorias, lo que puede causar infecciones pulmonares recurrentes.

- **Esófago de Barrett**: El esófago de Barrett es una complicación grave del ERGE crónico. Se produce cuando el revestimiento del esófago se daña debido a la exposición recurrente al ácido estomacal. En respuesta, el tejido esofágico normal es reemplazado por tejido similar al del revestimiento del intestino, que es más resistente al ácido. El esófago de Barrett es una condición precancerosa, ya que aumenta el riesgo de desarrollar cáncer de esófago.

- **Problemas de sueño**: El reflujo ácido puede empeorar durante la noche, especialmente cuando la persona está acostada. Esto puede llevar a interrupciones frecuentes del sueño, lo que puede resultar en fatiga diurna, somnolencia y dificultad para concentrarse.

- **Problemas de peso**: Algunas personas con ERGE pueden

experimentar pérdida de peso no intencional debido a la disminución del apetito o la evitación de ciertos alimentos para evitar los síntomas del reflujo. Por otro lado, otras personas pueden experimentar aumento de peso debido a la ingesta excesiva de alimentos para aliviar la acidez estomacal.

• **Impacto en la calidad de vida**: El ERGE crónico y los síntomas asociados pueden tener un impacto significativo en la calidad de vida. Los síntomas frecuentes o graves pueden afectar la capacidad para llevar una vida normal, disfrutar de las comidas, dormir adecuadamente y participar en actividades sociales.

Es importante destacar que no todas las personas con ERGE desarrollarán complicaciones. Sin embargo, es fundamental buscar atención médica y recibir un tratamiento adecuado para controlar los síntomas y reducir el riesgo de complicaciones a largo plazo. Si experimentas síntomas persistentes o graves de ERGE, es recomendable consultar a un médico.

Disminución de los síntomas y prevención

Para reducir los síntomas y prevenir la aparición de los diferentes trastornos por reflujo, como el reflujo gastroesófagico (ERGE) y el reflujo laringofaríngeo, es fundamental adoptar hábitos saludables y realizar ciertos cambios en el estilo de vida. A continuación, se presentan las estrategias principales:

• **Evitar el consumo de alimentos y bebidas desencadenantes**: Además de los alimentos mencionados anteriormente, es importante identificar tus propios desencadenantes de reflujo. Algunas personas pueden experimentar síntomas al consumir alimentos picantes, alimentos ácidos como los tomates y los cítricos, alimentos grasos y fritos, bebidas carbonatadas, café y té, menta y alimentos con alto contenido de grasa. Evita estos alimentos y bebidas si sabes que te causan reflujo.

• **Mastica bien los alimentos y come despacio**: Masticar bien los alimentos y comer despacio ayuda a reducir la cantidad de aire que se traga y la presión sobre el estómago.

Esto puede minimizar el riesgo de reflujo.

• **Evitar acostarse inmediatamente después de comer**: Espera al menos dos horas después de comer antes de acostarte o inclinarte. Esto permite que el estómago se vacíe y reduce el riesgo de reflujo.

• **Perder peso si es necesario**: El exceso de peso puede ejercer presión sobre el estómago y el esfínter esofágico inferior (EEI), lo que facilita el reflujo. Si tienes sobrepeso u obesidad, perder peso puede ayudar a reducir los síntomas del reflujo.

• **Elevar la cabecera de la cama**: Elevar la cabecera de la cama unos 15-20 centímetros puede ayudar a mantener el ácido en el estómago durante la noche. Esto se debe a que la gravedad ayuda a mantener el ácido en su lugar. Puedes colocar bloques debajo de las patas de la cama o utilizar una almohada elevada.

• **Evitar fumar**: Fumar debilita el EEI y reduce la producción de saliva, que es importante para neutralizar el ácido. Además, fumar aumenta la producción de ácido en el estómago. Dejar de fumar puede ayudar a reducir los síntomas del reflujo.

• **Controlar el estrés**: El estrés puede empeorar los síntomas del reflujo. Prácticas como el ejercicio regular, la meditación, el yoga y la terapia de relajación pueden ayudar a reducir el estrés y disminuir la frecuencia y gravedad del reflujo.

• **Dormir en posición lateral izquierda**: Dormir sobre el lado izquierdo puede ayudar a prevenir el reflujo. Esta posición evita que el ácido se mueva hacia el esófago y reduce la presión sobre el EEI.

• **Realizar cambios en la dieta**: Algunas personas pueden beneficiarse al seguir una dieta baja en ácido, rica en fibras y baja en grasas. Consulta con un dietista o nutricionista para recibir recomendaciones específicas según tus necesidades y preferencias.

- **Evitar el consumo de alcohol**: El alcohol puede debilitar el EEI y aumentar la producción de ácido en el estómago, lo que puede desencadenar el reflujo. Limita o evita el consumo de alcohol para reducir los síntomas del reflujo.

- **Evitar el estrés y la ansiedad**: El estrés y la ansiedad pueden aumentar la sensibilidad del esófago y empeorar los síntomas del reflujo. Busca formas de gestionar el estrés, como practicar técnicas de relajación, hacer ejercicio regularmente, llevar un estilo de vida equilibrado y buscar apoyo emocional si es necesario.

- **Dormir con la cabeza elevada**: Además de elevar la cabecera de la cama, también puedes utilizar almohadas adicionales para elevar la cabeza y el torso mientras duermes. Esto ayuda a mantener el ácido en el estómago y reduce el riesgo de reflujo durante la noche.

- **Evitar el uso de ropa ajustada alrededor del abdomen**: La presión sobre el abdomen puede ejercer presión sobre el EEI y aumentar el riesgo de reflujo. Opta por ropa suelta y cómoda para reducir la presión sobre el estómago.

- **Controlar el consumo de medicamentos que puedan afectar el EEI**: Algunos medicamentos, como los antiinflamatorios no esteroides (AINEs), los bloqueadores de los canales de calcio y los sedantes, pueden debilitar el EEI y aumentar el riesgo de reflujo. Si estás tomando alguno de estos fármacos, consulta con tu médico sobre las opciones alternativas o sobre cómo manejar los síntomas del reflujo mientras los tomas.

- **Realizar cambios posturales después de comer**: Después de comer, evita acostarte o inclinarte hacia adelante. En su lugar, camina o siéntate erguido para ayudar a la digestión y reducir el riesgo de reflujo.

- **Realizar ejercicio regularmente**: El ejercicio regular puede ayudar a mantener un peso saludable, reducir el estrés y mejorar la digestión. Opta por actividades de baja intensidad, como caminar o nadar, que no ejerzan presión excesiva sobre el estómago y el esófago.

- **Evitar comer en exceso**: Comer en exceso puede ejercer presión sobre el estómago y el EEI, lo que aumenta el riesgo de reflujo. Intenta comer porciones más pequeñas y hacerlo lentamente para evitar la sensación de saciedad excesiva.

- **Mantener un diario de alimentos**: Llevar un diario de alimentos puede ayudarte a identificar los alimentos o bebidas específicos que desencadenan tus síntomas de reflujo. Anota lo que comes y bebes, así como los síntomas que experimentas, para encontrar patrones y evitar los alimentos desencadenantes.

Recuerda que cada persona es única y puede necesitar enfoques específicos para manejar y prevenir el reflujo gastroesofágico. Si los síntomas persisten o se agravan a pesar de implementar cambios en el estilo de vida y medidas preventivas, es crucial acudir al médico para una evaluación adecuada.

Consejos adicionales

- **Evita el uso frecuente de antiácidos:** Aunque los antiácidos pueden aliviar de forma temporal los síntomas del reflujo, su uso habitual puede resultar contraproducente. Estos medicamentos neutralizan el ácido estomacal, lo que, paradójicamente, puede estimular la producción de más ácido y debilitar el esfínter esofágico inferior. Esto puede agravar el problema a largo plazo. En lugar de depender de antiácidos, considera explorar alternativas naturales o consulta con tu médico para evaluar opciones de tratamiento más adecuadas.

- **Reduce el consumo de ciertos fármacos antiinflamatorios:** Fármacos como el ácido acetilsalicílico (Aspirina), el Ibuprofeno o el Naproxeno, pertenecientes a la familia de los antiinflamatorios no esteroideos (AINEs), pueden irritar la mucosa del estómago y favorecer el reflujo. Si necesitas aliviar el dolor, opta por analgésicos más suaves para el sistema digestivo, como el paracetamol, siempre siguiendo las indicaciones de un profesional de la salud.

Pruebas médicas diagnósticas

El diagnóstico de los trastornos por reflujo, como el reflujo gastroesofágico (RGE) o la enfermedad por reflujo gastroesofágico (ERGE), puede involucrar diferentes pruebas según la gravedad de los síntomas y la sospecha de complicaciones. A continuación, se detallan las principales pruebas diagnósticas utilizadas:

Endoscopia gastrointestinal alta

¿Qué es?
Es una prueba en la que se introduce un tubo flexible con una cámara en el extremo (endoscopio) a través de la boca para examinar el esófago, el estómago y la primera parte del intestino delgado (duodeno).

¿Para qué sirve?
- Detectar inflamación (esofagitis).
- Identificar complicaciones como úlceras, estenosis (estrechamiento del esófago) o esófago de Barrett.
- Tomar biopsias en caso de sospecha de cambios precancerosos o infecciones.
- Indicada en casos de: Síntomas graves, persistentes o signos de alarma como pérdida de peso, anemia, dificultad para tragar (disfagia) o sangrado.

pH-metría esofágica de 24 horas

¿Qué es?
Es una prueba que mide la acidez en el esófago durante 24 horas mediante una sonda fina que se introduce por la nariz y llega hasta el esófago.

¿Para qué sirve?
- Determinar si los episodios de reflujo son ácidos y su frecuencia.
- Relacionar los síntomas del paciente con los episodios de reflujo detectados.
- Indicada en casos de: Síntomas de reflujo que no responden al tratamiento o para confirmar el diagnóstico en pacientes sin evidencia clara en la endoscopia.

Impedanciometría esofágica

¿Qué es?
Es una versión avanzada de la pH-metría que no solo mide la acidez, sino también los episodios de reflujo no ácido (como el contenido gástrico no ácido que sube al esófago).

¿Para qué sirve?
- Es útil para evaluar todas las formas de reflujo, no solo el ácido, especialmente en pacientes con síntomas atípicos como tos crónica o carraspera.

Manometría esofágica
¿Qué es?
Una prueba que mide la fuerza y la coordinación de los músculos del esófago durante la deglución. Se realiza introduciendo una sonda fina a través de la nariz hasta el esófago.

¿Para qué sirve?
- Evaluar la función del esfínter esofágico inferior.
- Diagnosticar otros trastornos motores del esófago (como acalasia), que pueden imitar los síntomas del reflujo.
- Indicada en casos de: Dificultad para tragar o sospecha de disfunción muscular.

Estudios radiológicos (tránsito esofagogastrointestinal con bario)
¿Qué es?
Consiste en ingerir un líquido que contiene bario mientras se toman radiografías para observar cómo fluye desde el esófago al estómago.

¿Para qué sirve?
- Detectar anomalías anatómicas como hernia de hiato o estenosis esofágica, así como evaluar los movimientos del esófago.
- Indicada en casos de: Dificultad para tragar o sospecha de hernia de hiato.

Gammagrafía ácido-reflujo (pruebas de vaciamiento gástrico)
¿Qué es?

Un estudio especializado que evalúa qué tan rápido el estómago vacía su contenido hacia el intestino delgado.

¿Para qué sirve?
- Identificar un posible vaciamiento gástrico lento (gastroparesia), que puede agravar el reflujo.
- Indicada en casos de: Síntomas como hinchazón o sensación de saciedad rápida.

Prueba de tratamiento empírico
¿Qué es?
Consiste en administrar un tratamiento con inhibidores de la bomba de protones (IBP) durante un período corto (generalmente 2-4 semanas), evaluando si los síntomas mejoran.

¿Para qué sirve?
- Confirmar un diagnóstico probable de reflujo ácido sin realizar pruebas invasivas. Si los síntomas desaparecen con el tratamiento, es probable que el reflujo ácido sea la causa.

Factores adicionales a considerar
- Historia médica detallada: En muchos casos, se inicia con una valoración clínica basada en los síntomas típicos (acidez, regurgitación, dolor torácico) y signos de alarma.

- Pruebas complementarias según los síntomas atípicos: Tos crónica, ronquera, erosión dental o asma pueden ser signos de reflujo laringofaríngeo (distinto al RGE) que podrían requerir otras pruebas especializadas.

Es fundamental señalar que no todas las pruebas mencionadas son indispensables en cada caso. Tu médico decidirá cuáles son más apropiadas según la historia clínica, los síntomas presentados y los hallazgos del examen físico. Estas pruebas permiten confirmar el diagnóstico, determinar la gravedad de la enfermedad y descartar otras condiciones con síntomas similares.

Signos de alarma en los trastornos por reflujo

Aunque el reflujo gastroesofágico (RGE) suele ser una condición leve y tratable, ciertos signos de alarma pueden indicar complicaciones graves o la presencia de otras patologías más serias. Si estos síntomas aparecen, es fundamental buscar atención médica de inmediato.

- **Dificultad para tragar (Disfagia)**

Sensación de que la comida se queda atascada en el esófago o dificultad real para tragar líquidos o sólidos.

Puede ser síntoma de un estrechamiento del esófago (estenosis), esofagitis grave o incluso un tumor esofágico.

- **Dolor al tragar (Odinofagia)**

Dolor intenso en el pecho o en la garganta al tragar alimentos.

Puede indicar inflamación severa o úlceras en el revestimiento del esófago.

- **Pérdida de peso inexplicada**

Una pérdida de peso significativa sin estar a dieta o sin intención de perder peso puede sugerir complicaciones como el esófago de Barrett o cáncer esofágico.

- **Vómitos persistentes**

Especialmente si están acompañados de sangre fresca (hematemesis) o material con apariencia de "posos de café", lo que sugiere sangrado en el tracto gastrointestinal.

- **Sangre en las heces (Melena)**

Heces negras o con apariencia alquitranada, que son un signo de sangrado digestivo alto.

- **Dolor torácico intenso**

Si el dolor en el pecho es severo, persistente o se parece al de un ataque al corazón, es vital descartar complicaciones graves del reflujo esofágico o problemas cardíacos.

- **Síntomas respiratorios importantes**

Tos crónica, silbidos al respirar (sibilancias), ronquera persistente o episodios repetidos de neumonía pueden indicar microaspiraciones o daño en las vías respiratorias causado por el reflujo.

- **Regurgitación nocturna grave**

Si ocurre de forma frecuente y provoca dificultad para respirar o sensación de asfixia al acostarse, puede indicar un problema más avanzado y requiere evaluación médica.

- **Dolor de garganta o cambios en la voz persistentes**

Irritación crónica de garganta, sensación de tener algo atascado o cambios en la voz pueden deberse al reflujo laringofaríngeo, un tipo particular de trastorno por reflujo.

- **Ausencia de respuesta a los tratamientos habituales**

Si los síntomas persisten o empeoran a pesar de cambiar la dieta, el estilo de vida o tras el uso de medicamentos como inhibidores de la bomba de protones (IBPs), es importante consultar al médico.

La presencia de cualquiera de estos signos de alarma requiere una consulta médica urgente. Los médicos pueden realizar pruebas adicionales, como una endoscopia, una manometría esofágica o un pH-metría, para evaluar el problema y determinar el tratamiento adecuado.

PREGUNTAS Y RESPUESTAS

Sumergirse en el complejo universo de la salud puede ser una experiencia desafiante, especialmente al recibir un diagnóstico que afecta tanto el cuerpo como las emociones. En esos momentos surgen muchas preguntas: ¿Cuáles son las implicaciones? ¿Qué opciones están disponibles? ¿Cómo cambiará mi día a día? Estas y otras inquietudes son frecuentes ante situaciones así. Aquí encontrarás respuestas prácticas y directas que te ayudarán a tomar decisiones informadas con mayor confianza.

Este capítulo nace del deseo de ofrecer acompañamiento y herramientas claras para que afrontes este camino con seguridad. En una era donde la información abunda, pero no siempre es confiable, resulta crucial distinguir entre datos útiles y aquellos que podrían generar confusión. Por eso, he reunido respuestas respaldadas por evidencia para orientarte en medio de la incertidumbre.

El formato de preguntas y respuestas ha sido diseñado pensando en la practicidad, abordando las dudas más recurrentes, tanto de las personas afectadas como de sus familias. Las explicaciones son sencillas, concisas y enfocadas en facilitar decisiones que prioricen tu bienestar.

Aunque la información aquí presentada busca ser útil, no reemplaza el asesoramiento personalizado. En todo momento, es fundamental comunicarte con tu médico para resolver cuestiones específicas que puedan surgir.

A través de estas páginas, espero transmitirte tranquilidad, confianza y un apoyo sólido para enfrentar los desafíos con mayor fortaleza. Mi meta es que este recurso te inspire y te brinde herramientas para enfrentarte con seguridad a esta afección.

104 Preguntas y respuestas

1. ¿Qué es el reflujo gastroesofágico?

El reflujo gastroesofágico es una condición en la cual el ácido del estómago regresa al esófago, causando una sensación de ardor conocida como acidez. Esta situación ocurre cuando el esfínter esofágico inferior no cierra adecuadamente, permitiendo que el contenido del estómago se desplace hacia el esófago.

2. ¿Cuáles son los síntomas?

Los síntomas frecuentes incluyen ardor en el pecho (acidez), regurgitación de alimentos o líquidos, dificultad para tragar, tos crónica, dolor de garganta, y un sabor amargo o ácido en la boca.

3. ¿Qué factores pueden desencadenarlo?

Varios factores pueden contribuir al reflujo ácido, como el consumo de alimentos grasos o picantes, el café, el alcohol, el chocolate, las comidas abundantes, el tabaco, la obesidad, ciertos medicamentos y el embarazo. Además, acostarse poco después de comer puede agravar los síntomas.

4. ¿Cómo se diagnostica?

El diagnóstico puede incluir una evaluación de los síntomas, una endoscopia para observar el esófago, un monitoreo del pH esofágico para medir el ácido en el esófago, una manometría esofágica, y una radiografía del tracto gastrointestinal superior, entre otras.

5. ¿Qué es la prueba de pH esofágico y cómo se realiza?

La prueba de pH esofágico mide la cantidad de ácido en el esófago durante un período de tiempo. Se realiza insertando un pequeño tubo a través de la nariz hasta el esófago, que registra los niveles de ácido mientras la persona afectada realiza sus actividades diarias normales.

6. ¿Qué es la prueba de manometría esofágica?

La manometría esofágica es una prueba que mide la función motora del esófago. Se utiliza para evaluar el movimiento y la presión en el esfínter esofágico inferior y el cuerpo del esófago, ayudando a diagnosticar trastornos como el reflujo ácido.

7. ¿Es posible prevenirlo?
Aunque no siempre se puede prevenir, adoptar un estilo de vida saludable, mantener un peso adecuado, evitar alimentos desencadenantes, y no acostarse inmediatamente después de comer ayuda a reducir la frecuencia de los episodios de reflujo.

8. ¿Qué tratamientos están disponibles?
El tratamiento puede incluir cambios en el estilo de vida, como perder peso, elevar la cabecera de la cama, evitar alimentos desencadenantes, y comer porciones más pequeñas. Medicamentos como los antiácidos, bloqueadores H2, y los inhibidores de la bomba de protones también pueden ser recetados. En casos severos, la cirugía podría ser una opción.

9. ¿Cuáles son los riesgos de no tratar el reflujo ácido crónico?
Si no se trata, el reflujo gastroesofágico crónico puede llevar a complicaciones como la esofagitis (inflamación del esófago), estenosis esofágica (estrechamiento del esófago), el esófago de Barrett y un mayor riesgo de cáncer de esófago.

10. ¿Cuál es la diferencia entre el reflujo ácido y la enfermedad por reflujo gastroesofágico (ERGE)?
El reflujo ácido ocasional es común y generalmente no es motivo de preocupación. Puede ser manejado con cambios en la dieta y estilo de vida. Sin embargo, cuando el reflujo ácido ocurre con frecuencia y afecta la calidad de vida, puede diagnosticarse como enfermedad por reflujo gastroesofágico (ERGE). Suele requerir tratamiento prolongado para prevenir complicaciones.

11. ¿Cómo influye la edad?
El riesgo de reflujo ácido puede aumentar con la edad debido a cambios en el funcionamiento del sistema digestivo, como un esfínter esofágico inferior más débil o la producción de ácido.

12. ¿El reflujo ácido y la ERGE son más comunes en alguna población?
El reflujo ácido puede afectar a personas de cualquier edad, pero es más común en adultos mayores, personas con obesidad, y aquellas con hábitos de vida poco saludables. La ERGE, al ser

una forma más crónica, también tiende a ser más frecuente en estos grupos.

13. ¿Puede influir el estrés?

Sí, el estrés puede empeorar los síntomas del reflujo ácido, posiblemente debido a cambios en el comportamiento alimenticio o por un aumento en la producción de ácido estomacal. Técnicas de manejo del estrés, como la meditación y el ejercicio, pueden ser beneficiosas.

14. ¿Cómo afecta el estrés?

El estrés no causa directamente el reflujo ácido, pero puede exacerbar los síntomas y aumentar la percepción del dolor. El estrés puede llevar a hábitos alimenticios poco saludables, aumentar la producción de ácido estomacal y afectar la motilidad del tracto digestivo. Técnicas de manejo del estrés como la meditación y el ejercicio suelen ser beneficiosas.

15. ¿Cómo afecta la posición para dormir?

Dormir en una posición horizontal puede facilitar que el ácido del estómago fluya hacia el esófago. Elevar la cabecera de la cama unos 15-20 centímetros o usar una cuña para el colchón suele ayudar a mantener el ácido en el estómago mientras se duerme. Dormir sobre el lado izquierdo también ha mostrado ser beneficioso para reducir los síntomas.

16. ¿Puede causar problemas de sueño?

Sí, el reflujo ácido puede interrumpir el sueño debido a la incomodidad y el ardor que causa. Las personas con reflujo pueden experimentar despertares frecuentes y una menor calidad de sueño, lo que puede llevar a la fatiga durante el día.

17. ¿Cómo se puede prevenir durante la noche?

Para prevenir el reflujo ácido nocturno, se recomienda cenar al menos 2-3 horas antes de acostarse, elevar la cabecera de la cama y evitar alimentos y bebidas desencadenantes por la noche.

18. ¿Cómo se relaciona con la apnea del sueño?

El reflujo ácido puede contribuir a la apnea del sueño al causar irritación en las vías respiratorias, lo que puede interrumpir la respiración durante el sueño.

19. ¿Puede causar fatiga?
Aunque el reflujo ácido en sí no causa fatiga, los síntomas nocturnos pueden interrumpir el sueño, lo que lleva a una sensación de cansancio durante el día.

20. ¿Cómo afecta el embarazo al reflujo ácido?
Durante el embarazo, los niveles hormonales aumentados y la presión del útero en crecimiento sobre el estómago pueden causar o empeorar el reflujo ácido. Muchas mujeres experimentan acidez estomacal, especialmente en el tercer trimestre. Se recomienda hablar con un médico sobre tratamientos seguros durante el embarazo.

21. ¿Afectan los medicamentos antiinflamatorios no esteroideos (AINEs)?
Los AINEs (Ibuprofeno, naproxeno, aspirina, etc.) pueden irritar el revestimiento del estómago y el esófago, lo que puede empeorar los síntomas del reflujo ácido.

22. ¿El uso de medicamentos puede influir en el reflujo?
Sí, ciertos medicamentos, como los antiinflamatorios no esteroides (AINEs), algunos medicamentos para la presión arterial, y ciertos antidepresivos, pueden relajar el esfínter esofágico inferior o irritar el revestimiento del estómago, lo que contribuye al reflujo.

23. ¿Es posible desarrollar tolerancia a los fármacos para el reflujo ácido?
Algunas personas pueden sentir que los medicamentos para el reflujo ácido son menos efectivos con el tiempo, aunque esto no siempre indica tolerancia. Consúltalo con tu médico.

24. ¿Puede causar dolor de pecho?
Sí, el reflujo ácido puede causar una sensación de ardor en el pecho o detrás del esternón conocida como acidez o pirosis, que a veces puede ser confundida con un ataque al corazón. Es importante buscar atención médica si se experimenta dolor de pecho para descartar condiciones más serias.

25. ¿Cómo se puede diferenciar el reflujo ácido de un ataque al corazón?

Aunque ambos pueden causar dolor en el pecho, el reflujo ácido típicamente se asocia con una sensación de ardor que comienza en el estómago y se mueve hacia el esófago, y puede mejorar con antiácidos. Un ataque al corazón puede ir acompañado de dolor en el brazo, mareos, y falta de aliento, y requiere atención médica inmediata.

26. ¿Cuál es el papel del esfínter esofágico inferior en el reflujo gastroesofágico?

El esfínter esofágico inferior (EEI) es un anillo muscular que se encuentra en la parte inferior del esófago. Su función es abrirse para permitir el paso de alimentos hacia el estómago y cerrarse para evitar que el contenido estomacal regrese al esófago. Un EEI débil o relajado contribuye al reflujo gastroesofágico.

27. ¿Afectan las bebidas alcohólicas?

El alcohol puede relajar el esfínter esofágico inferior y aumentar la producción de ácido en el estómago, lo que puede desencadenar o empeorar los síntomas del reflujo ácido. Reducir o eliminar el consumo de alcohol suele ayudar a controlar el reflujo.

28. ¿Qué papel juega la dieta en su manejo?

Una dieta adecuada suele ser crucial para manejar el reflujo ácido, evitando alimentos y bebidas desencadenantes y comiendo porciones más pequeñas y frecuentes.

29. ¿Qué alimentos son recomendables?

Algunos alimentos que pueden ayudar a calmar el reflujo ácido incluyen avena, jengibre, manzana, plátanos, melón, pollo y pescado magros y vegetales verdes, entre otros. Lo trataremos en detalle en el capítulo "Alimentos que transforman".

30. ¿Cómo se relaciona la dieta baja en carbohidratos con el reflujo?

Algunas investigaciones sugieren que una dieta baja en carbohidratos puede ayudar a reducir los síntomas de reflujo ácido en algunas personas. Esto podría deberse a una reducción en la fermentación intestinal y la producción de gas, que pueden aumentar la presión en el estómago.

31. ¿Qué es una dieta baja en FODMAP y su relación con el reflujo ácido?

Una dieta baja en FODMAPs se utiliza principalmente para el síndrome del intestino irritable, pero algunas personas con reflujo ácido encuentran alivio al reducir alimentos que producen gases y distensión abdominal.

32. ¿Puede ser hereditario?

Aunque el reflujo ácido no se hereda directamente, ciertos factores genéticos pueden predisponer a una persona a desarrollar la enfermedad. Estos pueden incluir la predisposición a la obesidad o anomalías estructurales en el esfínter esofágico inferior.

33. ¿Cómo pueden ayudar las técnicas de relajación?

Las técnicas de relajación, como la meditación, la respiración profunda y el yoga, pueden ayudar a reducir el estrés, que es un factor que puede exacerbar el reflujo ácido. Estas prácticas pueden mejorar el bienestar general y ayudar a reducir la frecuencia de los episodios de reflujo.

34. ¿Cómo puede ayudar la meditación?

La meditación y otras técnicas de relajación pueden ayudar a reducir el estrés y la ansiedad, lo cual puede indirectamente ayudar a aliviar los síntomas del reflujo ácido.

35. ¿Pueden ayudar las técnicas de respiración?

Algunas técnicas de respiración y ejercicios de relajación pueden suelen ayudar a reducir el estrés y mejorar la digestión, lo que podría aliviar los síntomas del reflujo ácido.

36. ¿El ejercicio físico influye en el reflujo?

El ejercicio regular puede ayudar a mantener un peso saludable, lo que puede reducir el riesgo de reflujo ácido. Algunas personas pueden experimentar un aumento en los síntomas de reflujo durante el ejercicio, especialmente si se trata de ejercicios de alto impacto, si oprimen el abdomen o inmediatamente después de comer. Es recomendable esperar unas horas después de comer antes de hacer ejercicio y optar por ejercicios o actividades de menor intensidad.

37. ¿Cómo afecta el peso corporal?

El exceso de peso aumenta la presión intraabdominal, lo que puede empujar el contenido del estómago hacia el esófago y causar reflujo ácido. Perder peso suele ayudar a reducir la frecuencia y la gravedad de los síntomas.

38. ¿Qué es el esófago de Barrett y cómo se relaciona con el reflujo ácido?

El esófago de Barrett es una condición en la que el revestimiento del esófago cambia debido a la exposición prolongada al ácido estomacal. Es una complicación del reflujo gastroesofágico crónico y puede aumentar el riesgo de desarrollar cáncer de esófago. Generalmente se diagnostica mediante endoscopia.

39. ¿El reflujo ácido puede ser un factor de riesgo para el cáncer de esófago?

El reflujo ácido crónico puede aumentar el riesgo de desarrollar esófago de Barrett, una condición que puede predisponer al cáncer de esófago.

40. ¿Afectan las bebidas con cafeína?

Las bebidas con cafeína, como el café, el té y algunas bebidas energéticas, pueden relajar el esfínter esofágico inferior y aumentar la producción de ácido estomacal, lo que puede empeorar el reflujo ácido en algunas personas. Reducir o evitar estas bebidas suele ser beneficioso.

41. ¿Puede causar dificultad para respirar?

En algunos casos, el reflujo ácido puede causar dificultad para respirar si el ácido irrita las vías respiratorias o los pulmones, especialmente en personas con asma.

42. ¿Está relacionado con el asma?

Existe una relación entre el reflujo ácido y el asma. El ácido puede irritar las vías respiratorias y desencadenar síntomas de asma, y el tratamiento del reflujo puede mejorar los síntomas del asma en algunas personas.

43. ¿Puede causar problemas respiratorios?

Sí, el reflujo ácido puede causar o agravar problemas respiratorios como la tos crónica, sibilancias, laringitis, sensación de falta de aire, y puede ser un desencadenante para aquellos que sufren de asma. Esto ocurre cuando el ácido irrita las vías respiratorias.

44. ¿Puede causar mareos?

Aunque no es un síntoma común, algunas personas con reflujo ácido reportan mareos, posiblemente debido a la irritación del oído interno, si la condición está afectando su calidad de sueño, o causando ansiedad o estrés.

45. ¿El reflujo ácido es lo mismo que la acidez estomacal?

La acidez estomacal es un síntoma común del reflujo ácido, pero no son lo mismo. El reflujo ácido es una condición en la que el ácido del estómago regresa al esófago.

46. ¿Se puede tener reflujo ácido sin acidez?

Sí, es posible experimentar reflujo ácido sin la sensación típica de acidez. Algunas personas pueden tener síntomas como tos crónica, dolor de garganta o un sabor amargo en la boca.

47. ¿Qué es el reflujo silencioso?

El reflujo silencioso, o reflujo laringofaríngeo, es una forma de reflujo ácido que no siempre causa acidez, pero puede provocar síntomas como ronquera, tos crónica y sensación de algo atorado en la garganta.

48. ¿Qué es el reflujo laringofaríngeo?

El reflujo laringofaríngeo (RLF) es una forma de reflujo ácido donde el ácido del estómago alcanza la garganta y la laringe. Puede causar síntomas como ronquera, carraspeo, tos crónica y sensación de tener algo atrapado en la garganta.

49. ¿Puede causar sensación de nudo en la garganta?

Sí, esta sensación, conocida como "globus", puede ser causada por el reflujo ácido debido a la irritación de la garganta.

50. ¿Puede causar dolor de garganta?

Sí, el ácido que sube desde el estómago puede irritar la garganta, causando dolor, irritación o una sensación de ardor.

51. ¿Puede causar sinusitis?

Existe la posibilidad de que el reflujo ácido contribuya a problemas sinusales, ya que el ácido puede irritar las vías respiratorias superiores y los senos paranasales, aunque esta relación no es muy común.

52. ¿Puede causar náuseas?

Algunas personas experimentan náuseas como un síntoma de reflujo ácido, especialmente después de comer.

53. ¿Puede causar sensación de ardor en la lengua?

Sí, el reflujo ácido puede causar una sensación de ardor en la lengua y en otras partes de la boca, debido a la exposición al ácido estomacal.

54. ¿Afecta a niños y bebés?

Sí, el reflujo ácido puede afectar a niños y bebés. En los bebés, se conoce como reflujo gastroesofágico infantil y suele mejorar con el tiempo. En niños mayores, puede requerir cambios en la dieta y el estilo de vida.

55. ¿Cómo se puede prevenir el reflujo en bebés?

El reflujo es común en bebés y generalmente no es motivo de preocupación. Sin embargo, se pueden tomar medidas como alimentar al bebé en posiciones más verticales, hacer eructar al bebé con frecuencia durante las comidas y evitar acostarlo inmediatamente después de comer.

56. ¿Cómo se diagnostica en niños?

El diagnóstico de reflujo ácido en niños puede incluir la evaluación de síntomas, una historia clínica detallada y, en algunos casos, pruebas como la monitorización del pH esofágico o una endoscopia.

57. ¿Cuándo se debe consultar a un médico?

Se debe buscar atención médica si los síntomas de reflujo ácido ocurren con frecuencia (más de dos veces por semana), son severos, o no mejoran con cambios en el estilo de vida y tratamiento. Además, si se experimentan síntomas como dificultad para tragar, pérdida de peso inexplicada, o dolor en el pecho, es muy importante buscar atención médica.

58. ¿Puede afectar la salud dental?
Sí, el reflujo ácido puede afectar la salud dental. El ácido estomacal que llega a la boca puede erosionar el esmalte dental, aumentando el riesgo de caries y sensibilidad dental. Es importante mantener una buena higiene bucal y consultar a un dentista si se experimentan problemas dentales relacionados con el reflujo.

59. ¿Cuál es el impacto del tabaco en el reflujo ácido?
Fumar puede relajar el esfínter esofágico inferior, lo que facilita el reflujo del ácido estomacal hacia el esófago. Además, el tabaco puede irritar el revestimiento del esófago y aumentar la producción de ácido en el estómago. Dejar de fumar suele mejorar significativamente los síntomas del reflujo.

60. ¿Existen remedios naturales para aliviarlo?
Algunos remedios naturales que ayudan a aliviar el reflujo ácido incluyen el consumo de jengibre, regaliz deglicirrizinado, manzanilla, aloe vera y vinagre de manzana diluido, entre otros. Lo trataremos en detalle en este libro.

61. ¿Puede causar mal aliento?
Sí, el reflujo ácido puede contribuir al mal aliento debido a la presencia de ácido en el esófago y la boca. Mantener una buena higiene bucal y controlar el reflujo puede ayudar a mitigar este problema.

62 ¿Qué papel juega la hernia de hiato?
Una hernia de hiato ocurre cuando una parte del estómago se desplaza hacia arriba a través del diafragma hacia el pecho. Esto puede debilitar el esfínter esofágico inferior, favoreciendo el reflujo ácido. El tratamiento puede incluir cambios en el estilo de vida, medicación o cirugía en casos severos.

63. ¿Puede ser un síntoma de otras enfermedades?
Sí, el reflujo ácido puede ser un síntoma de otras condiciones médicas, como la hernia de hiato, úlceras gástricas, esclero-

dermia, gastroparesia o el síndrome de Zollinger-Ellison. Es importante consultar a un médico para obtener un diagnóstico adecuado si se experimentan síntomas persistentes.

64. ¿Puede influir el uso de ropa ajustada?
Sí, la ropa ajustada alrededor del abdomen puede aumentar la presión en el estómago y contribuir al reflujo ácido. Optar por ropa más holgada suele ayudar a reducir los síntomas.

65. ¿Puede causar pérdida de apetito?
El reflujo ácido puede causar pérdida de apetito en algunas personas debido a las molestias y el dolor asociado con la digestión. Si se experimenta una pérdida de apetito persistente, es importante consultar a un médico.

66. ¿Puede causar pérdida de peso involuntaria?
Aunque no es común, el reflujo ácido severo o crónico puede llevar a la pérdida de peso involuntaria si causa una disminución del apetito, dificultad para comer o vómitos frecuentes. Es importante consultar a un médico si se experimenta pérdida de peso inesperada.

67. ¿Qué diferencias existen entre el reflujo ácido y la indigestión?
El reflujo ácido se caracteriza principalmente por la sensación de ardor en el pecho, mientras que la indigestión puede incluir síntomas como hinchazón, náuseas y malestar general en el abdomen. Aunque pueden ocurrir juntos, son condiciones distintas y pueden requerir diferentes enfoques de tratamiento.

68. ¿Qué papel juegan los antiácidos en su tratamiento?
Los antiácidos neutralizan el ácido estomacal y pueden ofrecer un alivio rápido de los síntomas ocasionales de reflujo. Sin embargo, no son adecuados para el tratamiento a largo plazo y suelen tener efectos secundarios si se usan en exceso.

69. ¿Los antiácidos son seguros para el uso a largo plazo?
Los antiácidos son generalmente seguros para el alivio ocasional de los síntomas. Sin embargo, para el uso a largo plazo, es importante consultar a un médico, ya que pueden

afectar la absorción de nutrientes, causar efectos secundarios y no tratan la "causa" del reflujo. Tratando la causa, desaparecerá el síntoma.

70. ¿Es seguro usar antiácidos durante el embarazo?
Muchos antiácidos son considerados seguros durante el embarazo, pero es importante consultar a un médico antes de tomarlos, ya que algunos ingredientes pueden no ser recomendables para mujeres embarazadas.

71. ¿Es seguro tomar fármacos inhibidores de la bomba de protones (IBP) a largo plazo?
Los fármacos IBP son efectivos para reducir el ácido estomacal, pero su uso a largo plazo puede estar asociado con ciertos riesgos, como deficiencias de vitamina B12 o calcio, infecciones intestinales y fracturas óseas. Es importante discutir con un médico la duración del tratamiento y los posibles efectos secundarios.

72. ¿Qué es la cirugía antirreflujo y cuándo se considera?
La cirugía antirreflujo, como la fundoplicatura de Nissen, puede ser considerada en casos severos de reflujo gastroesofágico que no responden a medicamentos y cambios en el estilo de vida. Este procedimiento refuerza el esfínter esofágico inferior para prevenir el reflujo.

73. ¿Puede causar problemas de voz?
Sí, el reflujo ácido puede irritar las cuerdas vocales y causar ronquera, laringitis o cambios en la voz. Esto es más común en personas con reflujo laringofaríngeo. Esta condición a menudo se conoce como laringitis por reflujo.

74. ¿Puede causar neumonía?
El reflujo ácido puede aumentar el riesgo de aspiración de contenido gástrico en los pulmones, lo que puede llevar a neumonía por aspiración. Esto es más común en personas con reflujo severo o problemas para tragar.

75. ¿Qué investigaciones se están realizando sobre el reflujo ácido?
La investigación sobre el reflujo ácido incluye estudios sobre

nuevas medicaciones, tratamientos quirúrgicos mejorados, y la comprensión de los factores genéticos y ambientales que contribuyen a la enfermedad.

76. ¿Qué papel juega la microbiota intestinal?

La microbiota intestinal puede influir en la salud digestiva en general, y algunos estudios sugieren que un desequilibrio en estas bacterias podría afectar la motilidad gastrointestinal y la función del esfínter esofágico inferior, contribuyendo al reflujo ácido.

77. ¿Puede causar inflamación en el esófago?

Sí, la exposición repetida al ácido estomacal puede causar esofagitis, que es la inflamación del esófago.

78. ¿Qué es la esofagitis y cómo se relaciona con el reflujo ácido?

La esofagitis es la inflamación del esófago causada por el ácido estomacal que irrita la mucosa esofágica. Es una complicación común del reflujo ácido crónico.

79. ¿Qué es la esofagitis eosinofílica y cómo se relaciona con el reflujo ácido?

La esofagitis eosinofílica es una inflamación del esófago causada por una acumulación de eosinófilos, un tipo de glóbulo blanco. Aunque sus síntomas son similares al reflujo ácido, es una condición diferente que puede requerir tratamientos específicos.

80. ¿Qué es la dispepsia funcional y cómo se diferencia del reflujo ácido?

La dispepsia funcional es un trastorno digestivo caracterizado por malestar o dolor en la parte superior del abdomen sin una causa clara. Aunque puede tener síntomas similares al reflujo ácido, no siempre está relacionado con el ácido del estómago.

81. ¿Cuál es la relación entre el reflujo ácido y el síndrome del intestino irritable (SII)?

El reflujo ácido y el SII son condiciones diferentes, pero pueden coexistir en algunas personas. Ambos pueden ser influenciados por la dieta, el estrés y la motilidad gastrointestinal.

82. ¿Cómo afecta la postura a los síntomas?
Mantener una buena postura, especialmente después de comer, puede ayudar a reducir los síntomas del reflujo ácido. Evitar acostarse o inclinarse hacia adelante inmediatamente después de las comidas disminuye la probabilidad de que el ácido estomacal regrese al esófago.

83. ¿Puede causar deshidratación?
El reflujo ácido en sí no causa deshidratación, pero los vómitos frecuentes asociados con reflujo severo podrían llevar a una pérdida de líquidos. Mantener una buena hidratación es importante.

84. ¿Cómo se trata en personas mayores?
El tratamiento del reflujo ácido en personas mayores puede requerir ajustes debido a la presencia de otras condiciones médicas o medicamentos. Los cambios en la dieta, el estilo de vida y el uso cuidadoso de medicamentos pueden ser necesarios.

85. ¿Puede causar dolor de oído?
Aunque no es común, el reflujo ácido puede causar dolor o presión en el oído si el ácido irrita la garganta y se propaga hacia las trompas de Eustaquio. Consultar a un médico es importante si se experimenta este síntoma.

86. ¿Cuándo es necesario ver a un especialista?
Es recomendable consultar a un especialista si los síntomas son persistentes, severos, o si hay complicaciones como dificultad para tragar, pérdida de peso inexplicada o dolor en el pecho.

87. ¿Puede causar dificultad para tragar?
Sí, la inflamación del esófago debido al reflujo ácido puede causar disfagia, o dificultad para tragar. Es muy importante acudir al médico si surge este síntoma, ya que podría tratarse de un problema grave como, por ejemplo, un cáncer de esófago.

88. ¿Cómo se relacionan el reflujo ácido y la enfermedad

celíaca?

Aunque son condiciones distintas, algunas personas con enfermedad celíaca no diagnosticada pueden experimentar síntomas de reflujo ácido que mejoran con una dieta sin gluten.

89. ¿Puede causar tos crónica?

Sí, el ácido que sube al esófago puede irritar las vías respiratorias y causar una tos crónica, especialmente en casos de reflujo laringofaríngeo. Suele ocurrir especialmente al acostarse.

90. ¿Qué es el síndrome de Zollinger-Ellison y su relación con el reflujo?

El síndrome de Zollinger-Ellison es una condición rara en la que se producen tumores en el páncreas o el duodeno, lo que lleva a una producción excesiva de ácido estomacal y puede causar síntomas de reflujo ácido.

91. ¿Puede causar hipo?

Sí, el reflujo ácido puede irritar el diafragma, lo que puede desencadenar episodios de hipo.

92. ¿Los probióticos son útiles para el reflujo?

Aunque actualmente no hay evidencia concluyente, algunos estudios sugieren que los probióticos pueden ayudar a mejorar la salud digestiva general, lo que podría tener un efecto positivo en el reflujo ácido.

93. ¿Las bebidas carbonatadas son perjudiciales?

Sí, las bebidas carbonatadas pueden aumentar la presión en el estómago y relajar el esfínter esofágico inferior, lo que puede agravar los síntomas del reflujo ácido.

94. ¿El chicle o goma de mascar puede ayudar?

Masticar chicle puede aumentar la producción de saliva, lo que ayuda a neutralizar el ácido en el esófago y puede reducir los síntomas del reflujo ácido.

95. ¿Qué cambios de estilo de vida pueden ayudar a controlarlo?

Cambios como perder peso, evitar el alcoholismo, evitar comidas copiosas antes de acostarse, elevar la cabecera de la cama, y evitar alimentos y bebidas desencadenantes ayudan a controlar el reflujo ácido.

96. ¿Las comidas picantes siempre empeoran el reflujo?
Aunque las comidas picantes pueden desencadenar síntomas en algunas personas, no todos los que padecen reflujo ácido son sensibles a ellas. Es importante identificar tus propios desencadenantes.

97. ¿Las alergias alimentarias pueden contribuir al reflujo ácido?
Las alergias o intolerancias alimentarias pueden irritar el sistema digestivo y agravar los síntomas del reflujo ácido en algunas personas.

98. ¿Puede causar sensación de llenura?
Sí, algunas personas con reflujo ácido experimentan una sensación de llenura o hinchazón después de comer.

99. ¿Puede llevar a úlceras en el esófago?
Si no se trata, el reflujo ácido crónico puede causar úlceras en el esófago, que son llagas abiertas y dolorosas.

100. ¿Cómo afecta al bienestar emocional?
Vivir con reflujo ácido crónico puede afectar el bienestar emocional al causar estrés, ansiedad y afectar la calidad de vida.

101. ¿Es cierto que ayuda comer en porciones pequeñas?
Sí, comer en porciones más pequeñas y frecuentes puede ayudar a reducir la presión sobre el esfínter esofágico inferior y minimizar los síntomas.

102. ¿Cómo afecta el tamaño de las comidas al reflujo?
Las comidas grandes pueden aumentar la presión en el estómago y provocar reflujo, por lo que es mejor optar por comidas más pequeñas y frecuentes.

103. ¿Es seguro consumir menta?
Es importante consumir menta con moderación y observar cómo afecta tus síntomas de reflujo ácido. Algunas personas pueden tolerar pequeñas cantidades sin problemas, mientras

que otras pueden experimentar un empeoramiento de los síntomas.

104. ¿Qué formas de menta existen y cómo pueden afectar al reflujo?

La menta se encuentra en diferentes formas, como hojas frescas, infusión, caramelos y aceite esencial. Cada forma puede tener un impacto diferente en los síntomas de reflujo, por lo que es útil probarlas individualmente para ver cuál puede ser adecuada para ti. La forma que suele causar más problemas es el aceite esencial.

PLAN PRACTICO RECOMENDADO

Te presento una guía completa y práctica diseñada para ayudarte a aliviar los síntomas del reflujo y mejorar tu calidad de vida. Este plan aborda todos los aspectos clave para que, paso a paso, puedas recuperar tu bienestar. Dedica el tiempo necesario y recuerda que cada pequeño avance cuenta. ¡Comencemos juntos este camino hacia la mejora!

- **Identifica la causa**: Antes de abordar el tratamiento del reflujo, es fundamental conocer qué lo está desencadenando. Analiza los factores que provocan tus síntomas, como ciertos alimentos, episodios de estrés o tus hábitos diarios, e intenta reducirlos o eliminarlos. Si necesitas más información, revisa las secciones "Causas" y "Disminución de los síntomas y prevención" en el capítulo "El reflujo". Comprender las señales de tu cuerpo es el primer paso hacia la recuperación.

- **Apóyate en suplementos nutricionales**: Los suplementos nutricionales pueden convertirse en grandes aliados para acelerar el proceso de sanación y aliviar las molestias. En el capítulo siguiente, encontrarás una selección de suplementos especialmente útiles para tratar el reflujo.

- **Fitoterapia**: Las plantas medicinales ofrecen soluciones naturales que pueden proporcionar alivio rápido y prolongado. No subestimes sus beneficios. En el capítulo "Plantas medicinales", descubrirás cuáles son las más efectivas, junto con recetas e indicaciones específicas para favorecer la salud de tu sistema digestivo.

- **Alimentación**: La dieta juega un papel decisivo en tu recuperación. Aprende a identificar los alimentos que ayudan a calmar los síntomas y evita aquellos que los agravan. En los capítulos "Alimentos que transforman" y "Zumos y jugos", encontrarás más de 50 recetas diseñadas para aliviar el reflujo, así como ideas prácticas de bebidas naturales que favorecerán tu digestión y reducirán las molestias.

- **Consulta sobre tus medicamentos**: Si estás tomando algún medicamento (para cualquier problema de salud), y sospechas que podría estar empeorando tus síntomas de reflujo, no dudes en ponerte en contacto con tu médico. Analizar juntos las posibles alternativas o realizar ajustes en las dosis puede marcar una gran diferencia en tu calidad de vida.

- **Estilo de vida**: Tu rutina diaria tiene un impacto significativo en el reflujo. Pequeños ajustes pueden ser determinantes. Por ejemplo, incorporar hábitos saludables como los descritos en la sección "Disminución de los síntomas y prevención" del capítulo "El reflujo" te ayudará a reducir la acidez gástrica. Cultivar una rutina equilibrada será clave para lograr avances duraderos.

- **El impacto del ejercicio regular**: Mantener una actividad física moderada te ayudará a controlar el peso, reducir el estrés y mejorar el funcionamiento general de tu sistema digestivo. Caminar o practicar ejercicios ligeros suele tener un efecto positivo. Recuerda evitar realizar actividades físicas intensas durante al menos tres horas después de comer.

- **Relajación**: El estrés suele agravar los síntomas del reflujo, aunque a menudo pase desapercibido. Incorpora técnicas de relajación como el yoga, la meditación, el taichi o ejercicios de respiración profunda. Estas prácticas no solo aliviarán la tensión emocional, sino que también contribuirán al buen funcionamiento de tu sistema digestivo, mejorando tu bienestar general.

Si después de seguir este plan no experimentas una mejoría significativa en un plazo de 8 semanas, es aconsejable que consultes a tu médico. Podría tratarse de una complicación, como esofagitis o hernia de hiato, o bien de otra patología relacionada que requiera un enfoque terapéutico distinto o complementario.

Además, si padeces otras condiciones como gastritis o SIBO, quizás te interesen los consejos y remedios recopilados en mis siguientes títulos:

- **GASTRITIS**. Alimentos, Suplementos y Plantas Medicinales
- **SIBO**. Alimentos, Suplementos y Plantas Medicinales

Este plan está pensado para servirte como una guía práctica y efectiva hacia la recuperación. Adapta estos consejos a tu ritmo, confía en tu capacidad para transformar tu salud y realiza los cambios necesarios para disfrutar de una vida sin los inconvenientes del reflujo. ¡Tú puedes conseguirlo!

SUPLEMENTOS NUTRICIONALES

En el camino hacia la mejora de nuestra salud y calidad de vida, los suplementos nutricionales han pasado a ser un recurso cada vez más relevante. Estos productos, disponibles en una amplia variedad de formatos –como tabletas, cápsulas, polvos o líquidos fáciles de consumir–, están concebidos para complementar la alimentación diaria mediante el aporte de nutrientes esenciales que, en muchas ocasiones, son difíciles de alcanzar solo a través de los alimentos habituales. Entre sus componentes destacan las vitaminas, minerales, aminoácidos, antioxidantes y otros compuestos bioactivos, todos ellos en proporciones específicas que permiten cubrir incluso las necesidades más exigentes. Esto resulta especialmente útil en casos de dietas restrictivas, desequilibrios alimenticios o cuando el cuerpo necesita un apoyo adicional debido a demandas fisiológicas aumentadas.

Además, la utilidad de los suplementos supera su función como complemento nutricional, abarcando una amplia gama de beneficios adaptados a diferentes necesidades. Desde mejorar el rendimiento físico y aumentar los niveles de energía, hasta facilitar el día a día de quienes llevan vidas aceleradas, ofrecen soluciones prácticas y eficaces. Su importancia se acentúa en situaciones de salud más delicadas, como enfermedades, dolencias específicas o condiciones crónicas; en estos casos, además de reforzar la dieta, los suplementos pueden desempeñar un papel activo ayudando al cuerpo a recuperar funciones alteradas, aliviar ciertos síntomas y apoyar procesos de recuperación más complejos.

Saber cómo incorporar estos suplementos de manera adecuada es esencial para integrarlos eficazmente en un enfoque global de cuidado personal y terapéutico. Esto supone valorar sus beneficios desde una perspectiva científica respaldada por evidencia y, en caso necesario, bajo la orientación de un profesional de la salud. Utilizados con conocimiento y criterio, los suplementos pueden convertirse en herramientas clave para transformar tu bienestar de forma gradual, sostenible y significativa. Recuerda que cada pequeño paso encaminado al cuidado de tu cuerpo es un avance hacia sentirte mejor, con más energía y fuerza para afrontar el día a día. ¡Atrévete a dar ese paso hacia un cambio positivo!

Precauciones esenciales

Es crucial entender que los suplementos pueden tener efectos secundarios, contraindicaciones e interacciones con fármacos. Por ello, asegúrate de leer detenidamente los efectos adversos señalados al final de este capítulo. Además, considera tu estado de salud en general y evita cualquier suplemento que pueda interferir con los fármacos que estés tomando o con otros problemas de salud que ya tengas.

Suplementos nutricionales y acidez gástrica

En la búsqueda de mejorar nuestra salud y bienestar, los suplementos nutricionales han ganado notoriedad como aliados complementarios en el tratamiento de diversas condiciones de salud, incluida la acidez gástrica y el reflujo. Su uso adecuado puede marcar una diferencia significativa en la reducción de los síntomas y el fortalecimiento del sistema digestivo.

A continuación, se ofrece información detallada sobre los suplementos nutricionales más habitualmente empleados para combatir el reflujo. Cada uno incluye su posología, dosificación media recomendada y tiempo de uso. Para facilitar su consulta, se han ordenado de manera alfabética:

Enzimas digestivas

Estas enzimas pueden proporcionar varios beneficios para el reflujo gastroesofágico. Las enzimas digestivas son responsables de descomponer los alimentos en nutrientes más pequeños y fácilmente absorbibles. A continuación, se presentan algunos beneficios clave para el reflujo:

• Mejora de la digestión: Las enzimas digestivas ayudan a descomponer los alimentos de manera más eficiente, lo que facilita la digestión y reduce la carga en el sistema digestivo. Esto puede reducir la presión sobre el esfínter esofágico inferior y minimizar el riesgo de reflujo ácido.

• Reducción de la inflamación: Al mejorar la digestión, las enzimas digestivas pueden reducir la inflamación en el esófago y el tracto digestivo. Esto puede aliviar la irritación y el malestar asociados con el reflujo.

• Alivio de los síntomas del reflujo: Tomar enzimas digestivas con las comidas ayuda a descomponer los alimentos más rápidamente y a reducir los síntomas del reflujo, como la acidez estomacal, la sensación de ardor y la regurgitación ácida.

Dosis recomendada:
La dosis recomendada varía y depende de la marca y la formulación específica del producto, pero generalmente oscila entre 250 a 1000 mg al día.

Posología:
La posología de los suplementos de enzimas digestivas suele implicar tomar una cápsula con cada comida principal o según las indicaciones del fabricante. Es importante consumir las enzimas durante o justo antes de las comidas para una mejor eficacia.

Tiempo de acción medio:
El tiempo de inicio de acción puede variar, pero en general, suele mostrar beneficios dentro de unos días a una semana de uso continuo.

Tiempo máximo de uso continuado recomendado:
No hay un tiempo máximo establecido para el uso continuado. Sin embargo, se recomienda seguir las indicaciones del fabricante o consultar a un especialista si se planea usar durante más de seis meses seguidos.

Jengibre

El jengibre ha sido utilizado durante siglos en la medicina tradicional por sus propiedades medicinales. En el caso del reflujo gastroesofágico, el jengibre puede ofrecer varios beneficios. A continuación, se presentan algunos de los beneficios clave para el reflujo:

- Reducción de la acidez estomacal: El jengibre posee propiedades antiinflamatorias que ayudan a reducir la producción de ácido en el estómago. Esto alivia la acidez estomacal y reduce la sensación de ardor.

- Alivio de la inflamación: El jengibre tiene efectos antiinflamatorios que pueden ayudar a reducir la inflamación en el esófago y el tracto digestivo. Esto puede aliviar la irritación y el malestar causados por el reflujo.

- Mejora de la digestión: Estimula la producción de enzimas digestivas, lo que puede ayudar a descomponer los alimentos de manera más eficiente. Una mejor digestión puede reducir el riesgo de reflujo ácido y aliviar los síntomas asociados.

Dosis recomendada:
La dosis recomendada oscila entre 500 a 2.000 mg al día, dependiendo de la concentración del producto.

Posología:
Se recomienda tomar 1 ó 2 veces al día, preferiblemente por la mañana y/o por la noche. Puede tomarse con o sin comida. Algunas personas prefieren tomarlo con las comidas para evitar posibles molestias estomacales.

Tiempo de acción medio:
El tiempo de inicio de acción puede variar, pero generalmente suele mostrar efecto después de unos días a unas semanas de uso continuo.

Tiempo máximo de uso continuado recomendado:
No hay un tiempo máximo establecido para el uso continuado. Se recomienda seguir las indicaciones del fabricante o

consultar a un especialista si se planea utilizar durante más de seis meses seguidos.

L-glutamina

La L-glutamina es un aminoácido que desempeña un papel importante en varias funciones del organismo. En el caso del reflujo gastroesofágico, la L-glutamina puede proporcionar algunos beneficios como los siguientes:

• Reparación del revestimiento del esófago: Es un nutriente esencial para las células intestinales y puede ayudar a reparar el revestimiento del esófago. Esto puede ser beneficioso para aquellos que experimentan irritación y daño en el esófago.

• Alivio de la inflamación: Tiene propiedades antiinflamatorias que pueden ayudar a reducir la inflamación en el esófago y el tracto digestivo. Esto puede aliviar la irritación y el malestar asociados con el reflujo.

• Apoyo al sistema inmunológico: Juega un papel crucial en el sistema inmunológico y puede ayudar a fortalecerlo. Esto puede ser beneficioso para las personas con reflujo, ya que un sistema inmunológico saludable puede ayudar a reducir la inflamación y promover la curación.

Dosis recomendada:
La dosis recomendada oscila entre 7 a 15 gramos al día.

Posología:
Se recomienda tomar 1 ó 2 veces al día, preferiblemente por la mañana y/o después de hacer ejercicio. Puede tomarse con el estómago vacío o con una comida ligera para facilitar la absorción.

Tiempo de acción medio:
El tiempo de inicio de acción puede variar, pero suele mostrar efecto después de algunas semanas de uso continuo.

Tiempo máximo de uso continuado recomendado:

No hay un tiempo máximo establecido para el uso continuado, ya que es un aminoácido naturalmente presente en el cuerpo. Se recomienda seguir las indicaciones del fabricante o consultar a un especialista si se planea utilizar durante más de seis meses seguidos, especialmente en caso de enfermedades renales o hepáticas.

Magnesio

Es un mineral esencial y desempeña numerosas funciones en el organismo. En el caso del reflujo gastroesofágico, ofrece varios beneficios:

- Relajación del esfínter esofágico inferior (EEI): El magnesio puede ayudar a relajar los músculos del EEI, el cual es el músculo que se encuentra entre el esófago y el estómago. Al relajar este músculo, se reduce la presión en el esfínter y se disminuye la probabilidad de que el ácido del estómago regrese hacia el esófago.

- Reducción de la acidez estomacal: El magnesio ayuda a neutralizar el exceso de ácido estomacal, lo que a su vez reduce la acidez estomacal y los síntomas.

- Alivio de la inflamación: Tiene propiedades antiinflamatorias que ayudan a reducir la inflamación en el esófago y el tracto digestivo. Esto alivia la irritación y el malestar causados por el reflujo.

Dosis recomendada:
La dosis recomendada oscila entre 200 a 400 mg al día.

Posología:
Se recomienda tomar 1 ó 2 veces al día, preferiblemente por la noche antes de acostarse para ayudar a relajar los músculos y promover el sueño. Puede tomarse con o sin comida. Si se busca un efecto laxante, es mejor con el estómago vacío.

Tiempo de acción medio:
El tiempo de inicio de acción puede variar, pero suele mostrar efecto después de algunas semanas de uso continuo.

Tiempo máximo de uso continuado recomendado:
No hay un tiempo máximo establecido, ya que es un mineral esencial para el cuerpo. Se recomienda consultar a un especialista si se planea utilizar durante más de seis meses seguidos en personas con problemas renales o cardíacos.

Los diferentes compuestos de magnesio: Los más y los menos laxantes:
El magnesio es un mineral esencial que aporta muchos beneficios y desempeña numerosos papeles en la salud del organismo, incluyendo la reducción del dolor, el funcionamiento de los músculos y nervios, la mejora del sueño, la regulación de la presión arterial y el apoyo al sistema inmunitario. Sin embargo, algunos compuestos de magnesio tienen efectos laxantes, lo cual puede ser un problema para las personas con tendencia a la diarrea.

Entre los diferentes tipos de suplementos de magnesio, el citrato de magnesio, el cloruro de magnesio y el hidróxido de magnesio (que se encuentra comúnmente en los antiácidos como la leche de magnesia) suelen tener efectos laxantes más pronunciados. Estos tipos de magnesio atraen agua al intestino, lo cual aumenta la motilidad intestinal y puede provocar diarrea en algunas personas. Toma alguno de estos compuestos si padeces de estreñimiento, ya que te ayudarán a que las heces sean menos secas y duras. El compuesto más laxante de los tres suele ser el cloruro de magnesio.

En contraste, el compuesto de magnesio que suele ser menos laxante y por lo tanto podría ser más adecuado para personas con problemas de diarrea es el glicinato de magnesio.

Glicinato de magnesio: Este compuesto combina magnesio con glicina, un aminoácido. Es conocido por ser una de las formas de magnesio mejor toleradas en términos de efectos gastrointestinales. La glicina actúa como un agente estabilizador que puede ayudar a minimizar los efectos laxantes y mejorar la absorción del magnesio.

En cuanto a la cantidad máxima recomendada para evitar

efectos secundarios como la diarrea, es importante destacar que la tolerancia puede variar ampliamente entre personas. La dosis diaria recomendada de magnesio varía según la edad, el sexo y otras condiciones de salud. Comienza con dosis bajas y aumenta gradualmente según tu tolerancia.

Melatonina

La melatonina es una hormona producida naturalmente por el cuerpo que regula el ciclo del sueño y desempeña un papel importante en la regulación de otros procesos fisiológicos. En el caso del reflujo gastroesofágico, puede proporcionar algunos beneficios:

- Regulación del sueño: Ayuda a regular el sueño y mejorar la calidad del mismo. Un sueño adecuado suele ser beneficioso para las personas con reflujo, ya que el estrés y la falta de sueño pueden empeorar los síntomas del reflujo.

- Reducción de la inflamación: La melatonina tiene propiedades antioxidantes y antiinflamatorias ayudan a reducir la inflamación en el esófago y el tracto digestivo. Esto suele aliviar la irritación y el malestar.

- Protección del esófago: Tiene un efecto protector en el revestimiento del esófago, ayudando a reducir el daño causado por el ácido y promoviendo la curación de las lesiones.

Dosis recomendada:
La dosis oscila entre 1 a 15 mg al día, dependiendo de la tolerancia individual.

Posología:
Se recomienda tomar aproximadamente 30 minutos antes de acostarse, para ayudar a regular el ciclo del sueño. Se recomienda tomar con agua y sin comida para una mejor absorción.

Tiempo de acción medio:
El tiempo de inicio de acción es rápido, y suele mostrar efecto

en la regulación del sueño después de una o dos semanas de uso continuo.

Tiempo máximo de uso continuado recomendado:
No hay un tiempo máximo establecido para el uso continuado, pero se recomienda utilizarla de forma intermitente para evitar la dependencia. Se recomienda consultar a un especialista si se planea utilizar durante más de seis meses seguidos, especialmente en personas con trastornos crónicos del sueño.

Omega-3

El omega-3 está asociado con numerosos beneficios para el reflujo gastroesofágico, como los siguientes:

- Reducción de la inflamación: Tiene propiedades antiinflamatorias que ayudan a reducir la inflamación en el esófago y el tracto digestivo, aliviando la irritación.

- Protección del revestimiento del esófago: El omega-3 puede ayudar a fortalecer y proteger el revestimiento del esófago, lo que puede reducir el riesgo de daño causado por el ácido estomacal.
- Mejora de la función gastrointestinal: Puede mejorar la función gastrointestinal en general, promoviendo una digestión saludable y reduciendo la probabilidad de que el ácido del estómago regrese hacia el esófago.

Dosis recomendada:
La dosis recomendada oscila entre 500 a 4.000 mg al día, dependiendo de la concentración de EPA (ácido eicosapentaenoico) y DHA (ácido docosahexaenoico) en el producto y de las necesidades individuales.

Posología:
Se recomienda tomar preferiblemente con una comida que contenga algo de grasa para facilitar la absorción. Puede tomarse por la mañana, tarde o noche, según las preferencias personales.

Tiempo de acción medio:

El tiempo de inicio de acción puede variar, pero suele mostrar efecto después de unas semanas a unos meses de uso continuo.

Tiempo máximo de uso continuado recomendado:
No hay un tiempo máximo establecido para el uso continuado. Se recomienda seguir las indicaciones del fabricante o consultar a un especialista si se planea utilizar durante más de seis meses seguidos, especialmente en personas con trastornos de coagulación.

Probióticos

Son microorganismos vivos que proporcionan numerosos beneficios para la salud, especialmente para el sistema digestivo. En el caso de la acidez gástrica, algunos de los beneficios son los siguientes:

• Restauración del equilibrio de la microbiota intestinal: Ayudan a restablecer el equilibrio de las bacterias beneficiosas en el intestino. Esto es especialmente útil para las personas con reflujo, ya que un desequilibrio en la microbiota intestinal puede contribuir a los síntomas y empeorar la condición.

• Reducción de la inflamación: Tienen propiedades antiinflamatorias y ayudan a reducir la inflamación en el esófago y el tracto digestivo, aliviando la irritación.

• Mejora de la salud digestiva: Los probióticos mejoran la salud digestiva en general, promoviendo una digestión saludable y ayudando a reducir la probabilidad de que el ácido del estómago regrese hacia el esófago.

Dosis recomendada:
La dosis recomendada puede variar dependiendo del tipo de cepa probiótica y de las necesidades individuales. Por lo general se encuentra entre 1 a 10 mil millones de UFC (unidades formadoras de colonias) al día. Sigue las instrucciones del fabricante.

Posología:

Se recomienda tomar por la mañana o por la noche. Sigue las indicaciones del fabricante.

Tiempo de acción medio:
El tiempo de inicio de acción puede variar, pero suele mostrar efectos beneficiosos en la salud digestiva y en el equilibrio de la microbiota intestinal después de algunas semanas de uso continuo.

Tiempo máximo de uso continuado recomendado:
No hay un tiempo máximo establecido para el uso continuado, ya que son seguros para el consumo durante más de seis meses seguidos. Se recomienda seguir las indicaciones del fabricante o consultar a un especialista si se presentan efectos secundarios o si se desea utilizar más de 6 meses seguidos para mantener la salud intestinal.

Regaliz

La raíz de regaliz, también conocida como Glycyrrhiza glabra, ha sido utilizada tradicionalmente en la medicina herbal para tratar una variedad de afecciones, incluido el reflujo gastroesofágico. A continuación, presento algunos de los beneficios clave:

• Protección del revestimiento del esófago: La raíz de regaliz contiene compuestos que ayudan a proteger el revestimiento del esófago al formar una capa protectora. Esto reduce el daño causado por el ácido estomacal y alivia los síntomas del reflujo.

• Reducción de la inflamación: Tiene propiedades antiinflamatorias que ayudan a reducir la inflamación en el esófago y el tracto digestivo. Esto alivia la irritación y el malestar causados.

• Estimulación de la producción de mucosidad: La raíz de regaliz estimula la producción de mucosidad en el estómago, lo que ayuda a proteger el revestimiento del esófago y reducir el daño causado por el ácido estomacal.

Dosis recomendada:
La dosis recomendada puede variar dependiendo de la forma de presentación y la concentración del principio activo (ácido glicirricínico), pero generalmente oscila entre 200 a 600 mg al día.

Posología:
Se recomienda tomar preferiblemente por la mañana o durante el día, con o sin comida. Es importante no consumirlo en ayunas, ya que puede irritar el estómago. La dosis diaria puede dividirse en varias tomas para facilitar su absorción.

Tiempo de acción medio:
El tiempo de inicio de acción puede variar, pero suele mostrar efecto en el sistema digestivo y en la salud respiratoria después de algunas horas de su ingesta. Para otros problemas de salud puede requerir algunas semanas a meses seguidos de uso continuado.

Tiempo máximo de uso continuado recomendado:
El uso continuado debe ser supervisado por un especialista, ya que el consumo prolongado o en exceso puede provocar efectos secundarios indeseados, como desequilibrios electrolíticos o presión arterial elevada. Se recomienda no exceder la dosis recomendada y consultar con un médico si se planea utilizar más de 6 meses seguidos.

Vitamina B12

La vitamina B12 es esencial para el funcionamiento adecuado del sistema nervioso y la producción de glóbulos rojos. Existen algunas formas en las que puede ser beneficiosa para la salud del sistema digestivo:

- Promueve la salud del sistema nervioso: La vitamina B12 es crucial para el mantenimiento de un sistema nervioso saludable. Esto puede ser relevante para el reflujo, ya que el estrés y los trastornos del sistema nervioso pueden empeorar los síntomas del reflujo.

- Mejora la digestión: La vitamina B12 es necesaria para la producción adecuada de ácido clorhídrico en el estómago, que es esencial para la digestión adecuada de los alimentos. Una digestión adecuada puede ayudar a prevenir el exceso de ácido estomacal y reducir los síntomas de reflujo.

- Apoya la salud del revestimiento del estómago: Juega un papel importante en la producción y reparación de células en el revestimiento del estómago. Esto es beneficioso para mantener el revestimiento del estómago en buen estado y prevenir la irritación y el daño causados por el reflujo.

Dosis recomendada:
La dosis recomendada puede variar dependiendo de las necesidades individuales, pero generalmente se encuentra entre 250 a 1000 mcg al día.

Posología:
Se recomienda tomar preferiblemente por la mañana o durante el día. La vitamina B12 se absorbe mejor cuando se toma con alimentos.

Tiempo de acción medio:
El tiempo de inicio de acción puede variar, pero suele mostrar efecto después de algunas semanas de uso continuo.

Tiempo máximo de uso continuado recomendado:
El uso continuado es seguro en dosis adecuadas. Consulta a tu médico si lo quieres tomar más de 6 meses seguidos.

Efectos adversos, contraindicaciones e interacciones

A continuación, encontrarás información esencial sobre los posibles riesgos asociados con los suplementos recomendados para la artrosis. Es fundamental que revises esta sección con atención antes de comenzar a utilizarlos. Tu salud siempre es lo más importante.

Enzimas digestivas

- **Efectos secundarios**: Los efectos secundarios suelen ser raros, pero en algunos casos pueden incluir malestar estomacal, náuseas o diarrea.

- **Contraindicaciones**: Generalmente son seguras para la mayoría de las personas. Sin embargo, si tienes alergia a ciertos alimentos o a alguno de los componentes de las enzimas digestivas, debes evitar su uso.

- **Interacciones**: Las enzimas pueden interactuar con fármacos que reducen la acidez estomacal, como los inhibidores de la bomba de protones (omeprazol, pantoprazol) o los bloqueadores de los receptores H2 (ranitidina, cimetidina). Puede ser necesario ajustar las dosis de los medicamentos cuando se toman junto con enzimas digestivas.

Jengibre

- **Efectos secundarios**: En dosis normales, el jengibre suele ser bien tolerado. Sin embargo, en dosis elevadas, puede causar malestar estomacal, acidez, irritación de la boca o diarrea.
- **Contraindicaciones**: El jengibre está contraindicado en personas que tienen trastornos hemorrágicos, cálculos biliares, úlceras pépticas o alergia al jengibre.

- **Interacciones**: Puede interactuar con fármacos anticoagulantes y aumentar el riesgo de sangrado. Puede interactuar con fármacos para la presión arterial y la diabetes. Se recomienda precaución y seguimiento médico si se están tomando estos medicamentos.

L-glutamina

- **Efectos secundarios**: En general, la L-glutamina se considera segura cuando se toma en dosis adecuadas. Sin embargo, en dosis muy altas, pueden ocurrir efectos adversos como náuseas, vómitos, cefaleas o problemas gastrointestinales.

- **Contraindicaciones**: La L-glutamina no se recomienda en personas con enfermedades hepáticas o renales graves, ya que puede empeorar estas condiciones.

• **Interacciones**: No se han reportado interacciones significativas con otros medicamentos o suplementos.

Magnesio

• **Efectos secundarios**: En dosis normales, el magnesio es generalmente bien tolerado. Sin embargo, dosis muy altas pueden causar diarrea, malestar estomacal o efectos laxantes.

• **Contraindicaciones**: El magnesio está contraindicado en personas con insuficiencia renal grave o bloqueo del intestino.

• **Interacciones**: Puede interactuar con ciertos fármacos, como los diuréticos, los antibióticos de la familia de las quinolonas y algunos medicamentos para la presión arterial. Es importante hablar con un médico si tomas algún fármaco para evaluar posibles interacciones.

Melatonina

• **Efectos secundarios**: Suelen ser leves e incluyen somnolencia, mareos, dolores de cabeza o cambios en los patrones de sueño.

• **Contraindicaciones**: La melatonina no se recomienda en mujeres embarazadas o en período de lactancia, ni en personas con trastornos autoinmunes, depresión, epilepsia o trastornos hemorrágicos.

• **Interacciones**: Puede interactuar con fármacos anticoagulantes, inmunosupresores y medicamentos para la diabetes. Además, puede potenciar los efectos sedantes de los medicamentos que causan somnolencia.

Omega-3

• **Efectos secundarios**: Los efectos secundarios en algunas personas incluyen malestar estomacal, náuseas, diarrea y eructos. En dosis altas, puede aumentar el riesgo de sangrado.

- **Contraindicaciones**: Las principales son la alergia al pescado o a los mariscos, trastornos de coagulación o próximos a someterse a una cirugía.

- **Interacciones**: Puede interactuar con fármacos anticoagulantes, antiplaquetarios y algunos fármacos para la presión arterial.

Probióticos

- **Efectos secundarios**: Puede causar efectos adversos leves en algunas personas, como gases, hinchazón o malestar estomacal.

- **Contraindicaciones**: Las personas con sistemas inmunológicos debilitados deben tener precaución debido al riesgo de infecciones.

- **Interacciones**: Algunos probióticos pueden interactuar con ciertos medicamentos, especialmente aquellos utilizados para tratar infecciones.

Regaliz

- **Efectos secundarios**: Los efectos secundarios incluyen presión alta, retención de líquidos, bajos niveles de potasio y desequilibrios hormonales.

- **Contraindicaciones**: Las contraindicaciones principales son enfermedades cardíacas, hipertensión, enfermedad renal, embarazo y lactancia.

- **Interacciones**: Puede interactuar con medicamentos que afectan la presión arterial, como los diuréticos y ciertos medicamentos para el corazón.

Vitamina B12

- **Efectos secundarios**: En dosis altas puede causar efectos adversos leves como náuseas, diarrea y malestar estomacal.

- **Contraindicaciones**: No hay contraindicaciones significativas para la vitamina B12.

- **Interacciones**: Puede haber interacciones con algunos fármacos, como la metformina utilizada para la diabetes.

ALIMENTOS QUE TRANSFORMAN

A lo largo de la historia, nuestra alimentación ha experimentado cambios profundamente radicales, completamente distintos de los hábitos de nuestros antepasados. Hace millones de años, los primeros humanos estructuraban su dieta en torno a lo que podían recolectar o cazar, dependiendo de alimentos frescos y crudos que el entorno ponía a su alcance. Con la llegada de la agricultura y la ganadería, comenzó una nueva era en la nutrición humana, cambios que se aceleraron aún más con la Revolución Industrial. No obstante, es fundamental comprender que, mientras nuestros hábitos alimenticios evolucionaban de manera drástica, nuestra genética ha permanecido prácticamente sin cambios.

Con el tiempo, se incorporaron alimentos como los lácteos, los cereales, los azúcares refinados y los aceites vegetales, junto con el aumento de la producción intensiva de carne. Aunque estos productos han facilitado el acceso a las comidas y mejorado la practicidad en muchas ocasiones, también han sufrido modificaciones significativas en su composición nutricional. Además, los avances en la conservación de alimentos y las técnicas culinarias trajeron consigo nuevos métodos para almacenar y preparar los alimentos, transformando también su calidad.

En tiempos recientes, ha emergido un escenario preocupante: nuestras costumbres alimenticias han sido dominadas por la alimentación moderna basada en productos ultraprocesados, lo que ha contribuido al creciente aumento de enfermedades crónicas. Problemas como la obesidad, la diabetes tipo 2, la hipertensión y una larga lista de trastornos cardiovasculares y digestivos se han relacionado estrechamente con esta tendencia alimenticia. ¿Por qué ocurre esto? Principalmente porque los alimentos ultraprocesados contienen en exceso carbohidratos refinados, grasas perjudiciales, azúcares añadidos, aditivos químicos y aceites vegetales de pobre calidad. Incluso las carnes y otros productos de origen animal provenientes de sistemas de producción intensiva suelen estar cargados de elementos dañinos para la salud. Estos alimentos han desplazado las dietas tradicionales basadas en alimentos frescos y naturales, rompiendo el equilibrio que promovía el bienestar en nuestros ancestros.

Sin embargo, hay una esperanza para revertir esta realidad: realizar pequeños y conscientes cambios en nuestra alimentación puede producir grandes beneficios. Volver a una dieta equilibrada, rica en nutrientes y basada en alimentos frescos es clave para construir una base sólida de salud. Incorporar frutas, verduras frescas, tubérculos, legumbres, frutos secos y semillas es un excelente comienzo para transformar nuestra manera de nutrirnos. A pesar de ello, sigue existiendo un importante desafío: en muchas partes del mundo, el consumo de estos alimentos naturales permanece alarmantemente bajo.

Adoptar un estilo de vida basado en una alimentación consciente no solo ayuda a prevenir enfermedades asociadas con los malos hábitos dietéticos, sino que también revitaliza el cuerpo y la mente. Dar prioridad a los alimentos reales y reducir los ultraprocesados nos encamina hacia una vida más saludable, equilibrada y vigorosa. Este es el momento de reaprender el poder transformador de una dieta sana, no como una forma de restricción, sino como un acto de cuidado hacia nosotros mismos. ¡Tu salud merece ese compromiso!

Comprendiendo el vínculo entre nutrición y salud

¿Cuántas veces te has preguntado si lo que comes realmente beneficia tu bienestar? La conexión entre la alimentación y la salud es mucho más profunda de lo que solemos imaginar. Aprender a identificar los alimentos que son aliados de una buena salud y aquellos que conviene evitar según tus necesidades particulares es clave para mejorar tu calidad de vida. Este tema, lejos de ser novedoso, ha sido objeto de estudio a lo largo de siglos. Desde tiempos remotos, distintas culturas han aprovechado el poder terapéutico de la nutrición para tratar enfermedades y fortalecer el cuerpo, dejando un legado lleno de sabiduría.

Los antiguos sistemas médicos, como la medicina tradicional china, las prácticas del antiguo Egipto, Grecia y Roma, junto con el Ayurveda de la India y los tratamientos indígenas de las Américas, exploraron las propiedades restauradoras de los alimentos naturales presentes en la dieta cotidiana. Este conocimiento, transmitido de generación en generación, se fundamentaba en la creencia de que los alimentos no solo nutren, sino que también protegen, alivian e incluso curan.

Durante mucho tiempo, la medicina convencional relegó estas ideas considerándolas supersticiones sin sustento científico. A pesar de ello, las prácticas tradicionales inspiraron estudios modernos que han confirmado lo que nuestros antepasados intuían: lo que comemos tiene un impacto directo, no solo en nuestra salud física, sino también en nuestro estado emocional. Investigaciones actuales han logrado identificar compuestos en los alimentos que poseen propiedades terapéuticas, capaces de prevenir enfermedades, aliviar síntomas y mejorar el bienestar.

Los investigadores han dedicado años a estudiar cómo ciertos alimentos fortalecen el organismo y lo protegen contra afecciones crónicas. Al analizar comunidades con baja incidencia de enfermedades, han encontrado patrones alimenticios que contrastan con aquellas que sufren mayores problemas de salud. Estas observaciones han permitido comprender cómo determinados nutrientes influyen en la vitalidad y la longevidad. Por ejemplo, ciertos alimentos ofrecen beneficios específicos: propiedades antiinflamatorias que alivian el dolor crónico y los problemas articulares, efectos antimicrobianos que refuerzan el sistema inmunitario, acciones anticoagulantes que mejoran la salud cardiovascular, efectos antihipertensivos que regulan la presión arterial y compuestos que mejoran el estado de ánimo, disminuyendo la ansiedad y favoreciendo el bienestar emocional.

Lo que decides poner en tu plato no solo afecta tus niveles de energía diaria, sino también tu capacidad para recuperarte, resistir enfermedades y disfrutar de una vida plena. En contraposición, descuidar la dieta o elegir alimentos poco saludables puede agravar problemas físicos, potenciar síntomas y perjudicar tu bienestar.

Es inspirador saber que cada día tienes la oportunidad de apostar por una vida más saludable con tus decisiones alimenticias. Aunque factores externos como el clima o la contaminación escapan a tu control, tu alimentación es una herramienta esencial para cuidar tu cuerpo. Con cada ingrediente que eliges, impactas positivamente tanto tu físico como tu mente.

Saber cuáles alimentos son los más apropiados para tus necesidades específicas y cuáles podrían afectar tu salud te permitirá adaptar tu estilo de vida para lograr el equilibrio perfecto. La nutrición, como la medicina original de la humanidad, no solo es una fuente de bienestar, sino también un puente hacia nuestras raíces, que nos prepara para un futuro lleno de posibilidades.

Con esta recopilación de conocimientos, te invito a descubrir cómo la nutrición puede convertirse en tu mejor aliada para aliviar enfermedades, fortalecer el cuerpo y disfrutar de una vida más feliz. ¿Estás dispuesta/o a iniciar este camino de aprendizaje y transformación? Tu bienestar está en tus manos y cada decisión en la cocina puede abrir la puerta a una salud más plena y sostenible.

Empieza hoy mismo: Nutre tu cuerpo, alimenta tu alma y vive con plenitud.

La alimentación y el reflujo

La alimentación juega un papel fundamental en nuestra salud digestiva, especialmente cuando hablamos del reflujo, un trastorno común que afecta a millones de personas y que puede interferir significativamente en su día a día. Si padeces esta condición, sabes lo incómodo que puede llegar a ser, pero también debes saber que hacer pequeños ajustes en tu dieta te ayudará a sentirte mucho mejor.

Lo que comes y bebes influye directamente en la aparición y control de los síntomas del reflujo. Algunos alimentos y bebidas actúan como desencadenantes, agravando la acidez, mientras que otros aportan alivio y contribuyen a calmar tu sistema digestivo. La clave está en identificar estos "amigos" y "enemigos" en tu dieta para que puedas tomar el control y manejar los episodios de reflujo de manera más efectiva.

Incorporar una alimentación adecuada es una de las formas más sencillas y prácticas para controlar la acidez. No se trata de hacer sacrificios extremos, sino de aprender a elegir con inteligencia los alimentos que beneficien a tu cuerpo. Entender qué evitar y qué priorizar te permitirá mantener los síntomas a raya y, lo más importante, disfrutar de una vida más plena y cómoda. Con un enfoque consciente en lo que consumes, sentirte mejor está al alcance de tu mano.

Alimentos que curan según la MTC

La sabiduría de la milenaria Medicina Tradicional China (MTC) nos ofrece una perspectiva única para abordar el reflujo y equilibrar nuestra salud digestiva. Según esta práctica ancestral, ciertos alimentos no solo nutren el cuerpo, sino que también poseen propiedades específicas para armonizar el sistema digestivo y aliviar los síntomas del reflujo.

Aquí encontrarás una selección de alimentos recomendados por la MTC que pueden ayudarte a mejorar el reflujo y promover el bienestar, ordenados alfabéticamente para facilitar su consulta:

• **Avena**: Para preparar, añade 2 cucharadas de copos de avena a 250 ml de agua y tómala natural o tibia. También puedes agregar copos de avena a tu desayuno.

• **Cacahuetes** (Arachis hypogea): Come 15 cacahuetes crudos, antes de las comidas, hasta 3 veces al día. Sin embargo, ten en cuenta que las personas que padecen diarrea deben evitarlos debido a su contenido de grasa.

- **Dátiles**: Hornea unos dátiles hasta que estén crujientes y colócalos en una taza de agua hirviendo. Espera hasta que el agua adquiera un tono rojizo y bebe un vaso 3 veces al día, después de las comidas.

- **Jengibre y leche**: Agrega una cucharadita de jugo de jengibre a una taza de leche caliente.

- **Manzana y patata**: Licúa una manzana y una patata y toma una vez al día.

- **Papaya** (Carica papaya): Prepara un batido con media papaya, 1 cucharadita de azúcar orgánico y dos pellizcos de cardamomo.

- **Sésamo** (Sesamum indicum): Mastica algunas semillas de sésamo para detener la acidez.

Otros alimentos beneficiosos

Además de los alimentos previamente mencionados, hay otros ingredientes naturales que también pueden ser de gran ayuda para mitigar los síntomas del reflujo. Considera incluirlos en tu alimentación diaria para potenciar tu bienestar:

- 1 puñado de almendras crudas al día: Equilibran el pH del estómago.

- 60 ml de zumo de aloe vera: Reduce las lesiones en el esófago.

- Una pizca de cúrcuma en las comidas: Mejora el funcionamiento del aparato digestivo.

- 1 manzana roja después de una comida abundante.

- 1 taza de infusión de manzanilla para relajar el estómago.

- Goma de mascar o chicle: Aumenta la producción de saliva y reduce los ácidos.

- 1 taza de infusión de jengibre: Protege el estómago y previene la formación de úlceras.

- 1 taza de infusión de diente de león: Favorece la digestión y previene la acidez.

- 1 cucharada de raíz de malvavisco disuelta en un vaso de agua para aliviar el ardor o la quemazón del esófago.

- Un poco de regaliz puro 100% después de la comida: Evita las molestias digestivas.

- Fórmula casera anti acidez: Ingredientes: 10 gotas de zumo de lima, 1/4 cucharadita de bicarbonato de sodio y 1/2 cucharadita de azúcar orgánico. Preparación: Agrega el azúcar a una taza de agua, luego añade el zumo de lima y por último el bicarbonato. Bebe la mezcla inmediatamente, ya que se producirá una reacción de efervescencia.

Recomendaciones contra el reflujo

Una alimentación adecuada es clave para controlar los síntomas del reflujo y mejorar tu calidad de vida. Aquí tienes una serie de recomendaciones prácticas que te ayudarán a mantener a raya estas molestias:

- **Realiza varias comidas pequeñas al día:** Consume 4 o 5 comidas al día, pero en porciones reducidas. Esto evitará que el estómago se llene en exceso, reduciendo la presión sobre el esfínter esofágico inferior y minimizando el riesgo de reflujo.

- **Come despacio y mastica bien**: Al comer lentamente y masticar cada bocado a conciencia, facilitas la digestión y evitas la acumulación de aire en el estómago, lo que puede provocar sensación de hinchazón o molestias.

- **Controla la ingesta de líquidos durante las comidas**: Evita beber grandes cantidades de líquido mientras comes, ya que diluye los jugos gástricos y dificulta la digestión. Si necesitas hidratarte, hazlo en pequeños sorbos antes o después de las comidas.

- **Temperatura de los alimentos**: Evita los extremos. Opta por alimentos que estén a temperatura moderada. Tanto los muy fríos como los muy calientes pueden irritar el esófago y agravar los síntomas del reflujo.

- **Ordena los alimentos en tus comidas**: Inicia tus comidas con alimentos ricos en verduras, carne, pescado o proteínas, y deja para el final los alimentos ricos en almidón, como papas, arroz, pasta o pan. Esto puede ayudar a regular la producción de ácido en el estómago.

- **Elige bebidas e infusiones adecuadas**: Evita el café, incluso descafeinado, ya que puede incrementar la acidez. En su lugar, consume infusiones como manzanilla, anís verde, melisa, naranjo amargo, tomillo, hierba Luisa o lúpulo, que son calmantes y ayudan a reducir los síntomas del reflujo.

- **Alimentos que es mejor evitar:** Los siguientes alimentos pueden irritar el esófago y estimular una mayor producción de ácido estomacal.
  - Comidas grasientas y frituras.
  - Especias picantes.
  - Chocolate, alcohol, bebidas gaseosas, frutas cítricas y tomate.

- **Elimina carminativos que relajan el esfínter esofágico inferior**: Evita el ajo, la menta, el cilantro, la albahaca, la cebolla, la nuez moscada y la salvia, que pueden favorecer el reflujo al relajar el esfínter y permitir que el ácido gástrico ascienda.

- **Incorpora alimentos antiinflamatorios ricos en omega-3 y omega-6**: Incluye en tu dieta alimentos como salmón, atún, nueces y semillas de lino, que contienen ácidos grasos esenciales para reducir la inflamación del esófago y mejorar la digestión.

- **Cena temprano para evitar reflujo nocturno**: Procura cenar al menos 3 o 4 horas antes de acostarte. Esto da tiempo suficiente al estómago para vaciarse y reduce el riesgo de reflujo durante la noche.

Estas recomendaciones pueden ser muy útiles para prevenir y aliviar los síntomas del reflujo. Además, cada organismo es único, por lo que te sugiero escuchar a tu cuerpo y prestar atención a cómo reacciona a distintos alimentos y hábitos. ¡Cuidar tu alimentación es la base para sentirte mejor!

Alimentos y bebidas beneficiosos

Existen alimentos y bebidas que resultan beneficiosos para el reflujo, ya que contribuyen a aliviar los síntomas y a promover una digestión saludable. A continuación, se detallan algunos de ellos:

- **Agua**: Mantenerse hidratado es esencial para una buena digestión. Beber suficiente agua a lo largo del día puede diluir el ácido estomacal y ayudar a prevenir el reflujo. Opta por agua sin gas, ya que las bebidas carbonatadas pueden aumentar la presión sobre el esfínter esofágico inferior.

- **Carnes magras**: Opta por carnes magras, como pollo sin piel, pavo, pescado y cortes magros de carne de res o cerdo. Estas proteínas son menos propensas a causar reflujo ácido en comparación con las carnes grasas. Es importante evitar el exceso de grasa en la preparación de estas carnes, como frituras o salsas grasas.

- **Frutas no cítricas**: Opta por frutas no cítricas, como manzanas, peras, plátanos y melones. Estas frutas suelen ser menos ácidas y menos propensas a desencadenar síntomas de reflujo. Sin embargo, cada persona puede tener tolerancias diferentes, por lo que es importante prestar atención a cómo reacciona tu cuerpo a cada fruta.

- **Granos enteros**: Los granos enteros, como el arroz integral, la quinoa, la avena y el pan integral, son fuentes de fibra que pueden ayudar a mantener una digestión saludable. Estos alimentos son preferibles a los granos refinados, como el arroz blanco y el pan blanco, que pueden contribuir al reflujo ácido.

- **Infusiones de hierbas**: Los tés pueden ser una buena

alternativa a las bebidas con cafeína o azúcar añadido. Algunas infusiones recomendadas incluyen manzanilla, anís verde, melisa, naranjo amargo o azahar, tomillo, hierba Luisa o lúpulo. Estas infusiones pueden ayudar a calmar el estómago y reducir la acidez.

• **Lácteos bajos en grasa**: Los productos lácteos bajos en grasa, como el yogur natural, el queso cottage y la leche desnatada, son opciones recomendadas para el reflujo. Estos lácteos son menos propensos a desencadenar síntomas y pueden proporcionar alivio. Sin embargo, algunas personas pueden ser sensibles a los lácteos, por lo que es importante observar cómo reacciona tu cuerpo.

• **Verduras**: Las verduras de hoja verde, como espinacas, lechugas y brócoli, son opciones excelentes, ya que son bajas en grasas y no suelen desencadenar síntomas de reflujo. También se recomienda consumir otras verduras como zanahorias, calabacines y calabaza, que son suaves para el esófago.

Cada organismo es único y puede reaccionar de forma distinta a los alimentos. Lo que beneficia a una persona puede no ser adecuado para otra. Por eso, es esencial prestar atención a las señales de tu cuerpo, identificar los alimentos que te hacen sentir bien y aquellos que deberías evitar.

Para facilitar este proceso, considera llevar un diario alimenticio. Anota lo que consumes a diario y evalúa cómo impacta en tu digestión y bienestar. Este hábito te ayudará a tomar decisiones más acertadas en tu camino hacia una mejor salud digestiva.

Alimentos y bebidas desaconsejados

Algunos alimentos y bebidas pueden agravar los síntomas de la acidez y el reflujo, por lo que es mejor limitarlos o evitarlos por completo. Estos incluyen:

• **Alcohol**: El consumo de alcohol puede irritar el revestimiento del esófago y aumentar la producción de ácido estomacal, lo que puede agravar los síntomas de reflujo. Se recomienda limitar o evitar el consumo de alcohol, especialmente en grandes cantidades.

• **Bebidas carbonatadas**: Las bebidas con gas, como las sodas y las aguas carbonatadas, pueden distender el estómago y aumentar la presión sobre el esfínter esofágico inferior, lo que facilita el reflujo ácido. Se recomienda optar por agua sin gas u otras bebidas no carbonatadas.

• **Cafeína**: El café, tanto con cafeína como descafeinado, puede aumentar la acidez estomacal y relajar el esfínter esofágico inferior, lo que facilita el reflujo ácido. Además del café, también se recomienda evitar el consumo de té negro, bebidas energéticas y algunas bebidas gaseosas que contienen cafeína.

• **Chocolate**: El chocolate contiene teobromina, que puede relajar el esfínter esofágico inferior y aumentar la producción de ácido estomacal. Además, el chocolate también puede causar irritación en el esófago en algunas personas. Se recomienda limitar el consumo de chocolate, especialmente antes de acostarse.

• **Comidas grasientas**: Los alimentos grasos, como las frituras, las comidas rápidas y los alimentos altos en grasas saturadas, pueden retrasar el vaciado del estómago y aumentar la presión sobre el esfínter esofágico inferior, lo que favorece el reflujo. Se recomienda optar por opciones más saludables y bajas en grasas, como carnes magras, pescado, frutas y verduras.

• **Especias picantes**: Las especias picantes, como el chile, el pimiento picante, la pimienta negra y el curry, pueden irritar el revestimiento del esófago y aumentar la producción de ácido estomacal. Se recomienda evitar o limitar el consumo de estos alimentos si tienes reflujo o acidez.

• **Frutas cítricas**: Las frutas cítricas, como las naranjas, los limones, las mandarinas y las toronjas, contienen ácido cítrico y pueden aumentar la acidez estomacal en algunas personas.

Se recomienda moderar el consumo de estas frutas o elegir opciones menos ácidas, como las manzanas o las peras.

• **Tomate y productos a base de tomate**: El tomate y los productos a base de tomate, como la salsa de tomate y el kétchup, son ácidos y pueden causar irritación en el esófago. Se recomienda limitar su consumo o buscar alternativas menos ácidas.

Es fundamental tener en cuenta que cada persona puede reaccionar de manera distinta a ciertos alimentos y bebidas. Mientras que algo puede agravar los síntomas de una persona, en otra puede no generar molestia alguna.

Formas de cocinar y salud

Cocinar de manera saludable es esencial para todas las personas pero adquiere una mayor importancia a partir de los 40 años. A continuación, se presentan diversas técnicas de cocina, junto con sus beneficios y riesgos para la salud:

Formas más saludables de cocinar

• **Vapor**: El método de cocción al vapor es una excelente opción para preservar los nutrientes de los alimentos, ya que no se utilizan grasas adicionales. El vapor ayuda a mantener los alimentos tiernos y jugosos, y es una forma suave de cocinar que no contribuye a la formación de compuestos dañinos.

• **Asado al horno**: El asado al horno es una forma saludable de cocinar, ya que no requiere el uso de aceites añadidos. Puedes asar una variedad de alimentos, como verduras, pescado y pollo, para obtener una comida nutritiva y sabrosa.

• **Salteado ligero**: El salteado ligero implica cocinar los alimentos rápidamente a fuego alto con un poco de aceite saludable, como el aceite de oliva virgen extra de primera presión en frío. Esta técnica permite que los alimentos se cocinen rápidamente, conservando la textura y los nutrientes.

- **Hervido**: El hervido es una forma saludable de cocinar, especialmente para las verduras. Al hervir las verduras, se conservan los nutrientes y se obtiene una textura tierna. Es importante no cocinar en exceso para evitar la pérdida de nutrientes.

- **Horneado**: El horneado es una excelente forma de cocinar alimentos sin la necesidad de añadir aceites adicionales. Puedes hornear pescado, aves, vegetales y granos enteros para obtener platos saludables y deliciosos.

Formas menos saludables de cocinar

- **Fritura**: La fritura implica sumergir los alimentos en aceite caliente, lo cual aumenta la cantidad de grasas saturadas y calorías. Además, la fritura a altas temperaturas genera compuestos dañinos para la salud.

- **Empanado y rebozado**: El empanado y rebozado de alimentos aumenta la cantidad de calorías y grasas en un plato. Los alimentos empanados suelen absorber más aceite durante la cocción, lo que resulta en una comida menos saludable.

- **Salsas y aderezos cremosos**: Las salsas y aderezos cremosos a menudo contienen altas cantidades de grasas saturadas y calorías adicionales. Estas salsas pueden aumentar la inflamación y empeorar los dolores.

- **Parrilla a altas temperaturas**: Cocinar los alimentos a altas temperaturas en la parrilla puede generar compuestos dañinos, como hidrocarburos aromáticos policíclicos y aminas heterocíclicas, que se han relacionado con un mayor riesgo de cáncer. Además, la carne a la parrilla suele generar compuestos inflamatorios.

Recuerda que la forma en que cocines los alimentos puede tener un impacto en su valor nutricional y en cómo afectan a tu cuerpo. Es importante elegir métodos de cocción saludables para maximizar los beneficios de los alimentos y reducir los posibles efectos negativos.

Apoyo para el reflujo: Recetas fáciles y deliciosas

Aquí tienes 115 ideas de recetas rápidas y sencillas, ideales para desayunos, almuerzos, meriendas y cenas, especialmente pensadas para aliviar los síntomas del reflujo gastroesofágico:

Desayunos

1. **Avena Cocida**: Prepara avena cocida en agua o leche baja en grasa. Puedes añadir frutas suaves como plátanos o manzanas cocidas, y un poco de miel para endulzar

2. **Tostadas Integrales con Aguacate**: Utiliza pan integral y úntalo con aguacate. Puedes añadir un poco de aceite de oliva y una pizca de sal para darle sabor

3. **Batido de Plátano y Avena**: Mezcla un plátano, avena cocida y leche de almendra o de avena en una licuadora. Puedes añadir una pizca de canela para darle más sabor

4. **Yogur Natural con Frutas y Almendras**: Opta por yogur natural bajo en grasa y acompáñalo con frutas suaves y un puñado de almendras

5. **Huevos Revueltos con Espinacas**: Cocina huevos revueltos con un poco de espinaca fresca. Puedes acompañarlos con una rebanada de pan integral

6. **Panqueques de Avena**: Prepara panqueques usando harina de avena, huevos y leche de almendra. Puedes añadir arándanos o rodajas de plátano como acompañamiento

7. **Batido de Papaya y Leche de Almendra**: La papaya es suave para el estómago. Mezcla papaya con leche de almendra para un batido refrescante

8. **Quinoa con Frutas y Nueces**: Cocina la quinoa y mézclala con frutas suaves como fresas o arándanos, y un puñado de nueces o almendras.

9. Tortilla de Claras de Huevo con Verduras: Prepara una tortilla utilizando claras de huevo y añade verduras como calabacín y pimientos rojos.

10. Smoothie de Melón y Yogur: Mezcla melón con un poco de yogur natural bajo en grasa para un batido refrescante.

11. Pan Integral con Mantequilla de Almendra: Unta mantequilla de almendra en una rebanada de pan integral. Puedes acompañarlo con rodajas de pera.

12. Cereal Integral con Leche de Almendra: Opta por un cereal integral bajo en azúcar y acompáñalo con leche de almendra.

13. Muffins de Zanahoria y Avena: Prepara muffins caseros utilizando avena y zanahorias ralladas como base.

14. Batido de Frutas del Bosque y Leche de Coco: Mezcla frutas del bosque como fresas y arándanos con leche de coco.

15. Tostada de Pan de Centeno con Queso Ricotta: Unta queso ricotta en una tostada de pan de centeno y añade rodajas de pepino para un toque fresco.

16. Galletas de Avena y Plátano: Prepara galletas caseras utilizando avena y plátanos maduros como base.

17. Bowl de Chía y Frutas: Mezcla semillas de chía con leche de almendra y deja reposar hasta que espese. Añade encima frutas suaves como melocotones o moras

18. Crepes de Trigo Sarraceno: Prepara crepes utilizando harina de trigo sarraceno y rellénalos con requesón y rodajas de kiwi

19. Ensalada de Frutas con Yogur: Combina una variedad de frutas suaves como manzanas, peras y melocotones con un poco de yogur natural

20. Gachas de Mijo: Cocina mijo en leche de almendra y

añade un toque de canela y arándanos para endulzar

21. Barritas de Cereal Caseras: Haz barritas utilizando avena, miel y frutos secos suaves como nueces o avellanas

22. Cuscús con Leche y Frutas: Cocina cuscús en leche de almendra y añádele frutas como ciruelas o damascos

23. Pudding de Arroz y Canela: Prepara arroz con leche de almendra y añade canela para darle sabor

24. Rollitos de Jamón y Queso: Utiliza jamón bajo en grasa y queso bajo en grasa para hacer rollitos sencillos y sabrosos

Recuerda evitar alimentos picantes, ácidos o muy grasos, ya que suelen empeorar los síntomas.

Almuerzos

1. Pollo a la Plancha con Verduras al Vapor: Cocina pechuga de pollo a la plancha con una variedad de verduras al vapor como brócoli, zanahorias y judías verdes

2. Ensalada de Quinoa y Espinacas: Mezcla quinoa cocida con espinacas frescas, rodajas de pepino y tomates* cherry. Puedes añadir un poco de aceite de oliva y vinagre balsámico. (*Si no te sientan mal. En caso contrario, prescinde de ellos).

3. Pasta Integral con Salsa de Tomate Natural: Prepara pasta integral y acompáñala con una salsa de tomate hecha en casa, evitando salsas enlatadas o ácidas

4. Filete de Pescado al Horno con Arroz Integral: Cocina un filete de pescado blanco al horno y acompáñalo con arroz integral y espárragos

5. Tacos de Pavo y Aguacate: Utiliza tortillas integrales y rellénalas con pavo a la plancha, rodajas de aguacate y verduras frescas

6. Sopa de Verduras: Prepara una sopa ligera con caldo de pollo bajo en sodio y añade verduras como calabacín, zanahorias y apio

7. Bowl de Arroz y Pollo: Mezcla arroz integral con pollo a la parrilla, judías verdes y un toque de salsa de soja baja en sodio

8. Hamburguesa de Pavo con Pan Integral: Cocina una hamburguesa de pavo y sírvela en pan integral con lechuga, tomate y cebolla

9. Frittata de Verduras: Prepara una frittata utilizando huevos y una variedad de verduras como espinacas, champiñones y pimientos

10. Wrap de Pollo y Hummus: Rellena una tortilla integral con pollo a la plancha, hummus, rodajas de pepino y espinacas

11. Arroz con Verduras y Garbanzos: Cocina arroz integral y mézclalo con garbanzos cocidos, zanahorias, guisantes y un toque de cúrcuma

12. Pollo al Horno con Calabaza Asada: Asa trozos de calabaza en el horno y acompáñalos con pechuga de pollo horneada

13. Tazón de Lentejas y Espinacas: Prepara un guiso sencillo de lentejas con espinacas y un poco de cebolla

14. Ensalada de Atún y Aguacate: Mezcla atún en agua con aguacate, pepino y un poco de yogur natural para aderezar

15. Arroz Frito con Tofu: Saltea arroz integral con trozos de tofu, zanahoria y brócoli, usando salsa de soja baja en sodio

16. Pechuga de Pavo con Puré de Patatas: Sirve pechuga de pavo al horno con un suave puré de patatas

17. Ratatouille de Verduras: Cocina una mezcla de calabacines, berenjenas, pimientos y tomates* en una sartén con aceite de oliva. (*Si no te sientan mal).

18. Wrap de Vegetales y Pollo: Rellena una tortilla integral con pollo asado, lechuga, zanahoria rallada y aguacate

19. Sopa de Pollo y Fideos: Prepara una sopa ligera con trozos de pollo, fideos de arroz y verduras frescas

20. Tortilla de Espinacas y Champiñones: Haz una tortilla utilizando huevos, espinacas frescas y champiñones salteados

21. Guiso de Pollo y Calabacín: Cocina un guiso ligero con trozos de pollo, calabacín y pimientos, sazonado con hierbas suaves como el tomillo

22. Ensalada de Pasta y Pollo: Mezcla pasta integral con pollo a la parrilla, espinacas, tomates* cherry y un poco de aceite de oliva

23. Bowl de Falafel al Horno y Vegetales: Sirve falafel al horno con una mezcla de lechuga, pepino, tomate y una salsa de yogur natural

24. Salmón a la Plancha con Espárragos: Cocina salmón a la plancha y acompáñalo con espárragos al vapor

25. Arroz con Pollo y Brócoli: Prepara un arroz mezclado con trozos de pollo cocido y brócoli

26. Tortilla de Patatas y Cebolla: Haz una tortilla española usando patatas y cebolla, cocinada con poco aceite

27. Cazuela de Verduras y Pavo: Cocina una cazuela con pavo molido, berenjenas, tomates* y calabacines

28. Wrap de Hummus y Vegetales: Rellena una tortilla integral con hummus, hojas de lechuga, rodajas de pepino y zanahoria rallada

29. Estofado de Ternera y Zanahorias: Haz un estofado suave con ternera magra, zanahorias y guisantes

30. Sopa de Calabaza y Zanahoria: Prepara una sopa

cremosa utilizando calabaza y zanahorias cocidas y licuadas

31. Rollo de Vegetales con Pavo: Utiliza hojas de lechuga para envolver rodajas de pavo, aguacate, pimientos y zanahorias ralladas, creando un rollo fresco y ligero.

Estas opciones están pensadas para ser suaves y evitar los desencadenantes comunes del reflujo. Como siempre, es importante ajustar las comidas según las tolerancias personales.

Meriendas

1. Palitos de Verduras con Hummus: Prepara palitos de zanahoria, pepino y apio y acompáñalos con hummus

2. Yogur Natural con Frutas: Opta por yogur natural bajo en grasa y acompáñalo con frutas suaves como arándanos o fresas

3. Frutos Secos y Semillas: Una mezcla de almendras, nueces y semillas de girasol puede ser una opción saludable

4. Galletas de Arroz Integral: Acompáñalas con un poco de mantequilla de almendra o rodajas de plátano

5. Batido de Plátano y Espinacas: Mezcla plátano, espinacas y leche de almendra para un batido nutritivo

6. Compota de Manzana: La compota de manzana casera es una opción suave y dulce

7. Tostada Integral con Aguacate: Unta aguacate en una tostada de pan integral y añade un poco de sal y pimienta

8. Gelatina sin Azúcar: Una opción fresca y ligera para disfrutar a media tarde

9. Queso Cottage con Duraznos: Mezcla queso cottage bajo en grasa con rodajas de durazno

10. Mini Sándwiches de Pavo: Utiliza pan integral y rellénalo con rodajas de pavo y lechuga

11. Tortitas de Arroz con Queso Bajo en Grasa: Unta un poco de queso bajo en grasa sobre tortitas de arroz

12. Pera al Horno con Canela: Hornea rodajas de pera con un poco de canela para un dulce natural

13. Ensalada de Pollo y Verduras: Una pequeña ensalada con pollo a la plancha, espinacas y pepino

14. Batata al Horno: Corta rodajas de batata y hornéalas hasta que estén crujientes

15. Rollitos de Pavo y Espinacas: Envuelve espinacas en lonchas de pavo bajo en grasa

16. Bowl de Quinoa y Frutas: Mezcla quinoa cocida con frutas como arándanos y un poco de miel

17. Brochetas de Pollo y Verduras: Pequeñas brochetas de pollo a la plancha con trozos de calabacín y pimiento

18. Smoothie de Papaya y Almendra: Mezcla papaya con leche de almendra para un batido refrescante

19. Macedonia de Frutas: Combina frutas suaves como melón, sandía y plátano en una macedonia

20. Crackers Integrales con Hummus de Remolacha: Unta hummus de remolacha en crackers integrales

Estas meriendas están pensadas para ser suaves y no irritar el esófago.

Cenas

Aquí tienes algunas ideas de cenas adecuadas, y, además con un bajo índice glucémico.

1. **Salmón al Horno con Espinacas Salteadas**: Hornea un filete de salmón con un poco de aceite de oliva y acompáñalo con espinacas salteadas en ajo

2. **Pollo Asado con Brócoli**: Asa una pechuga de pollo con especias suaves y acompáñala con brócoli al vapor

3. **Ensalada de Garbanzos y Verduras**: Mezcla garbanzos cocidos con pepino, tomate, cebolla roja y un aderezo de aceite de oliva

4. **Tortilla de Espárragos**: Prepara una tortilla con huevos y espárragos, sazonada con un poco de pimienta

5. **Filete de Pescado con Puré de Coliflor**: Cocina un filete de pescado blanco a la plancha y sírvelo con puré de coliflor

6. **Salteado de Tofu y Verduras**: Saltea tofu con pimientos, calabacín y zanahorias, usando salsa de soja baja en sodio

7. **Ensalada de Pollo y Aguacate**: Mezcla pollo cocido con aguacate, lechuga y rodajas de pepino

8. **Guiso de Lentejas y Espinacas**: Cocina un guiso ligero con lentejas, espinacas y cebolla

9. **Pechuga de Pavo con Calabacín Asado**: Asa calabacín y acompáñalo con pechuga de pavo a la parrilla

10. **Sopa de Verduras y Pollo**: Prepara una sopa ligera con caldo de pollo bajo en sodio y añade verduras como apio, zanahorias y judías verdes

11. **Berenjenas Rellenas de Quinoa y Verduras**: Rellena mitades de berenjena con una mezcla de quinoa cocida, cebolla, pimientos y tomates*

12. **Pollo a la Plancha con Espárragos a la Parrilla**: Cocina pechuga de pollo a la plancha y acompáñala con espárragos asados a la parrilla

13. Ensalada de Atún y Espinacas: Mezcla atún en agua con espinacas frescas, rodajas de pepino y un poco de aceite de oliva

14. Sopa de Calabacín y Albahaca: Prepara una sopa cremosa utilizando calabacín cocido y albahaca fresca

15. Tazón de Pollo y Col Rizada: Sirve pollo al horno con col rizada salteada y un poco de ajo

16. Brochetas de Pollo y Verduras: Prepara brochetas con trozos de pollo, champiñones, pimientos y cebolla, cocinadas a la parrilla

17. Frittata de Tomate y Albahaca: Haz una frittata con huevos, tomates* cherry y albahaca

18. Solomillo de Cerdo con Judías Verdes: Asa solomillo de cerdo y acompáñalo con judías verdes al vapor

19. Wrap de Hummus y Pollo Asado: Rellena una tortilla integral con hummus, pollo asado y hojas de espinaca

20. Guiso de Pavo y Calabaza: Cocina un guiso con pavo molido, calabaza y zanahorias
Espero que estas alternativas te sean útiles para disfrutar de cenas saludables y adecuadas para GERD.

21. Filete de Tilapia con Verduras al Vapor: Cocina tilapia a la plancha y acompáñala con una selección de verduras al vapor como zanahorias y brócoli

22. Ensalada de Quinoa y Espárragos: Mezcla quinoa cocida con espárragos asados, tomates* cherry y un poco de aceite de oliva

23. Hamburguesas de Pavo con Guacamole: Prepara hamburguesas de pavo y sírvelas con guacamole casero y lechuga

24. Pimientos Rellenos de Pollo y Arroz Integral: Rellena pimientos con una mezcla de pollo desmenuzado y arroz integral

25. Sopa de Pollo y Calabaza: Prepara una sopa suave con trozos de pollo y calabaza cocida

26. Brochetas de Tofu y Calabacín: Ensarta tofu y rodajas de calabacín en brochetas y ásalos a la parrilla

27. Ensalada de Garbanzos y Espinacas: Mezcla garbanzos cocidos con espinacas frescas, cebolla roja y un aderezo ligero

28. Tazón de Salmón y Quinoa: Sirve salmón al horno sobre una cama de quinoa y añade rodajas de pepino

29. Cazuela de Verduras y Pollo: Cocina una cazuela con pollo, berenjenas, tomates* y pimientos

30. Omelette de Champiñones y Espinacas: Haz un omelette utilizando huevos, champiñones salteados y espinacas

31. Merluza al Horno con tomates* Asados: Hornea merluza con rodajas de tomate y un toque de hierbas italianas

32. Ensalada de Pollo y Brócoli: Mezcla pollo cocido con brócoli al vapor, almendras y un aderezo de yogur natural

33. Tazón de Lentejas y Verduras: Sirve lentejas cocidas con zanahorias, apio y calabacín

34. Pollo al Curry Suave con Arroz Integral: Cocina pollo con un curry suave y acompáñalo con arroz integral

35. Bacalao al Vapor con Espárragos Verdes: Cocina bacalao al vapor y acompáñalo con espárragos verdes al vapor

36. Ensalada de Espinacas y Garbanzos: Mezcla espinacas frescas con garbanzos cocidos, pepino y un poco de aceite de oliva

37. Fajitas de Pollo y Verduras: Saltea tiras de pollo con pimientos y cebolla, y sírvelas en tortillas integrales

38. Crema de Calabacín y Espinacas: Prepara una crema suave utilizando calabacín y espinacas cocidas y licuadas

39. Solomillo de Pavo con Puré de Brócoli: Asa solomillo de pavo y acompáñalo con puré de brócoli

40. Ensalada de Atún y Alubias Blancas: Mezcla atún en agua con alubias blancas, cebolla roja y hojas de lechuga

Recuerda ajustar las recetas según tus preferencias y necesidades individuales. Además, evita consumir comidas pesadas y acostarte inmediatamente después de cenar para minimizar el riesgo de reflujo. ¡Que disfrutes tus comidas!

ZUMOS Y JUGOS

Los alimentos crudos, también llamados alimentos 'vivos', son una fuente excepcional de vitaminas, minerales, fibra, oligoelementos, enzimas y otros compuestos beneficiosos que protegen nuestra salud. Incorporarlos en la rutina alimentaria no solo ayuda a prevenir enfermedades, sino que también mejora síntomas asociados con diversos trastornos, retrasa el envejecimiento, regula la flora intestinal y aporta energía y vitalidad.

Además de consumir ensaladas, frutas enteras y frutos secos, una de las formas más sencillas y cómodas de garantizar este aporte diario es mediante la preparación de zumos, batidos y jugos caseros. Estas bebidas son una alternativa ideal para quienes no disfrutan de consumir frutas y verduras directamente, ofreciendo una manera deliciosa y nutritiva de integrar estos alimentos esenciales. En un mundo dominado por alimentos ultraprocesados y toxinas, necesitamos más que nunca buenos nutrientes que favorezcan la desintoxicación del organismo y mantengan la salud en equilibrio.

Una práctica común entre muchas personas es utilizar solo frutas para preparar sus zumos y batidos, pasando por alto las extraordinarias propiedades de las verduras y hortalizas. Incorporarlas no solo aporta variedad y mayor valor nutricional, sino que también potencia los beneficios de estas preparaciones, que destacan por sus capacidades antioxidantes, remineralizantes, tonificantes y alcalinizantes. Estas cualidades ayudan a equilibrar el organismo, rejuvenecer las células y mejorar el bienestar general. Además, incluir verduras y hortalizas permite reducir el índice glucémico, aumentar la sensación de saciedad y optimizar los beneficios para la salud.

Es importante destacar que la mayoría de los zumos

disponibles en supermercados y tiendas están lejos de ser opciones saludables. Normalmente, estos productos industriales contienen cantidades excesivas de azúcares añadidos, edulcorantes, conservantes y otros aditivos químicos que resultan perjudiciales. Por otro lado, los procesos de pasteurización eliminan gran parte de las vitaminas y enzimas esenciales, y muchas carecen de fibra debido a su alto nivel de refinamiento. En muchos casos, contienen muy poca fruta real, convirtiéndose así en productos altamente procesados y carentes de valor nutricional.

Otro aspecto preocupante es su elevado índice glucémico, capaz de provocar picos de azúcar en la sangre, favorecer el aumento de peso y generar alteraciones metabólicas a largo plazo. Por estas razones, la mejor manera de disfrutar de zumos y batidos saludables es elaborarlos en casa, empleando ingredientes frescos, naturales y de calidad, garantizando así una bebida rica en nutrientes y beneficios reales para nuestro cuerpo.

Para mantener un cuerpo sano y lleno de energía, incorporar la ingesta diaria de zumos frescos de frutas, verduras y hortalizas es una práctica ideal. La amplia variedad de combinaciones posibles no solo proporciona sabor y frescura, sino que también ofrece ventajas específicas para afecciones como la artritis, gracias a nutrientes clave que favorecen el bienestar integral. Convertir esta costumbre en un hábito cotidiano puede transformar tu salud, revitalizarte y mejorar tu calidad de vida. ¡Atrévete a probarlo y siente la diferencia!

Zumos y jugos: Descubre su poder

Incorporar licuados o batidos en tu dieta puede ser una decisión excelente para tu salud. A continuación, se destacan algunos de sus beneficios más relevantes:

- **Cumplimiento de la ingesta recomendada de frutas y verduras**: Los licuados y batidos son una forma práctica y deliciosa de alcanzar las 5 raciones diarias recomendadas de frutas y verduras, asegurando una amplia gama de nutrientes esenciales para nuestro cuerpo.

- **Fácil asimilación y digestión**: Al estar en forma líquida, se digieren con mayor facilidad y permiten la rápida absorción de nutrientes, siendo ideales para personas con sensibilidad o problemas digestivos.

- **Complemento vitamínico y mineral**: Elaborados con frutas y verduras frescas, los licuados y batidos son una excelente fuente de vitaminas y minerales esenciales para el funcionamiento óptimo de nuestro organismo.

- **Depuración y desintoxicación del organismo**: Ingredientes como hojas verdes y antioxidantes naturales favorecen la eliminación de toxinas, promoviendo la salud celular y una limpieza interna efectiva.

- **Equilibrio del pH corporal**: Gracias a alimentos alcalinos, los licuados y batidos ayudan a estabilizar el pH del cuerpo, contribuyendo a prevenir enfermedades y fomentar el bienestar.

- **Reducción de la inflamación**: Ingredientes con propiedades antiinflamatorias como el jengibre, la cúrcuma o las hojas verdes ayudan a combatir la inflamación y cuidar de nuestro bienestar general.

- **Sustitución de una comida completa**: Combinar grasas saludables, proteínas y carbohidratos complejos convierte a los batidos en una opción equilibrada y nutritiva para reemplazar una comida completa, promoviendo saciedad y energía sostenida.

- **Mantenimiento del peso ideal**: Su bajo contenido calórico y alta concentración de nutrientes favorecen una alimentación equilibrada, ayudándote a controlar el apetito y alcanzar tu peso ideal.

- **Mejora la salud y belleza de la piel**: Vitaminas como la A y la C contenidas en los ingredientes frescos contribuyen a una piel radiante, saludable y bien hidratada.

- **Retraso del envejecimiento celular**: Los antioxidantes

presentes en los ingredientes combaten el daño oxidativo, ayudando a preservar una apariencia más juvenil y protegiendo las células de nuestro cuerpo.

• **Aporte de energía y vitalidad**: Los licuados y batidos pueden incluir superalimentos que otorgan un impulso de energía duradero, manteniéndote activo y revitalizado durante todo el día.

En conclusión, los licuados y batidos son una opción nutritiva, práctica y versátil para incorporar en tu alimentación. Además de facilitar el consumo diario de frutas y verduras, ofrecen una variedad de beneficios para tu salud y bienestar general, todo ello de una manera deliciosa y fácil de disfrutar.

Diferencias entre los zumos caseros y los comerciales

Hoy en día, resulta complicado distinguir qué alimentos realmente benefician nuestra salud. La variedad en los supermercados es abrumadora, con estantes repletos de opciones atractivas y envases llamativos que prometen ser naturales y saludables. A menudo, la publicidad y el diseño captan nuestra atención, pero ¿estamos comprando auténticas bebidas naturales a base de frutas y/o verduras? ¿Sabes cuáles son las principales diferencias entre un preparado casero y las opciones industriales? ¿Es verdad que los productos envasados son tan nutritivos como aparentan? Si dedicas unos minutos a leer detenidamente sus ingredientes y analizar su composición, podrías llevarte más de una sorpresa.

Hace algunos años, se establecieron regulaciones internacionales para definir los estándares que cada bebida a base de frutas debe cumplir, especificando las características precisas de cada tipo de producto. En las próximas líneas, exploraremos estos aspectos y aclararemos las diferencias esenciales.

Zumo de fruta

Esta bebida se elabora a partir de frutas frescas, refrigeradas o congeladas, sin pasar por procesos de fermentación. Puede incluir la pulpa de la fruta extraída por separado y, en algunos casos, estar compuesta por una mezcla de varias frutas. En su etiqueta debe especificarse la composición en orden decreciente, incluyendo el porcentaje de cada una.

A menudo se somete a tratamientos de esterilización o pasteurización para prolongar su vida útil y evitar la necesidad de refrigeración. Sin embargo, este proceso conlleva una pérdida significativa de nutrientes esenciales, como vitaminas y enzimas. Además, carece de la fibra natural presente en las frutas enteras.

Zumo a partir de concentrados

Se elabora reconstituyendo zumos concentrados mediante la mezcla con agua. Para obtener el concentrado, se extrae el jugo natural de la fruta mediante evaporación u otros procesos físicos. En este punto, pueden añadirse aromas o pulpa de frutas similares para recuperar parte del sabor.

Aunque es una opción extendida, durante su elaboración se pierden enzimas, la mayoría de las vitaminas, parte de los minerales y la fibra que caracteriza a la fruta natural.

Zumo de fruta deshidratado o en polvo

En este caso, se elimina el agua de las frutas para obtener un producto seco en forma de polvo, que posteriormente puede rehidratarse añadiendo agua o comercializarse directamente en esta presentación. Este proceso también implica la pérdida de enzimas, vitaminas, minerales y fibra.

Néctar de fruta

No corresponde a un zumo en sentido estricto, sino a una bebida preparada con concentrado de frutas, agua y azúcares o edulcorantes. Su perfil nutricional es bastante pobre en comparación con las frutas naturales, y habitualmente se le añaden aditivos para mejorar el sabor, el color o garantizar su conservación.

Bebidas con zumo

Estas mezclas combinan diversas frutas, pero el porcentaje real de zumo es muy bajo. En su mayoría, estas bebidas carecen de los nutrientes naturales de la fruta, porque están compuestas principalmente de agua, aromas, colorantes y edulcorantes.

Bebidas de zumo con leche

Aunque incluyen zumo de frutas, este generalmente proviene de concentrados y en cantidades mínimas. Se combinan con leche, agua, aromas y otros ingredientes. Estas bebidas no pueden calificarse como auténticos zumos, y las vitaminas presentes suelen añadirse artificialmente durante el proceso de elaboración para compensar la pérdida de nutrientes en los pasos previos.

Jugos de hortalizas y/o verduras

Elaborados a través de procesos industriales, estos productos obtienen el líquido de verduras y hortalizas mediante métodos de extracción específicos. Pueden incluir adicionados de pulpa o purés de vegetales procesados, además de mezclas de diferentes variedades para crear perfiles más equilibrados o atractivos.

Por lo general, estos jugos están sometidos a tratamientos como la pasteurización o la esterilización, lo que extiende su vida útil y evita la necesidad de refrigeración. Sin embargo, estos procesos suelen reducir la concentración de nutrientes esenciales como vitaminas y fitonutrientes. También carecen de fibra natural, y en algunos casos se añaden conservantes, sal o potenciadores del sabor que alteran su valor nutricional.

Batidos comerciales

Los batidos industriales mezclan frutas, hortalizas y/o verduras en forma de purés o concentrados con agua, leche, bebidas vegetales u otros líquidos. Su textura es más espesa que la de los jugos porque suelen incluir mayor proporción de pulpa o ingredientes ricos en fibra.

Para mejorar su aspecto, sabor y durabilidad, los batidos comerciales pueden contener azúcares añadidos, conservantes, colorantes y aromas que alteran la composición natural del producto. Además, suelen ser sometidos a procesos como la pasteurización o esterilización térmica para garantizar su conservación a temperatura ambiente. Esto también puede impactar los nutrientes originales, afectando su calidad nutricional.

Ventajas generales de los zumos y jugos caseros

Después de descubrir qué contienen realmente los preparados comerciales, resulta evidente que prepararlos en casa tiene muchísimas ventajas. A continuación se presentan las principales:

- **Control total de los ingredientes:** Al preparar nuestros propios zumos, tenemos la certeza de los ingredientes que usamos. Sin aditivos innecesarios, sin conservantes y, sobre todo, sin sorpresas desagradables.

- **Variedad y creatividad:** Podemos elegir nuestras frutas y verduras favoritas, experimentar con combinaciones o aprovechar todo lo que esté de temporada. Esto no solo trae una explosión de sabores diferentes, sino también un aumento en los beneficios nutricionales.

- **Aroma y sabor auténtico:** Los zumos caseros destacan por mantener el aroma y sabor genuino de las frutas y verduras frescas. Nada se compara con disfrutar de un zumo recién hecho, lleno de frescura natural.

- **Retención máxima de nutrientes:** Vitaminas, minerales, enzimas naturales, antioxidantes y otros nutrientes permanecen intactos cuando preparamos los zumos en casa. Esto amplifica los beneficios para nuestra salud de forma significativa.

- **Productos de calidad:** Tenemos la libertad de escoger ingredientes frescos, de temporada y en su mejor punto de maduración. Esto garantiza no solo un sabor óptimo, sino también una calidad nutricional insuperable.

- **Ventajas de los alimentos de temporada:** Consumir frutas y verduras de temporada es una decisión sostenible, saludable y económica. Estas opciones suelen tener más sabor y valor nutricional, además de ser más accesibles para el bolsillo.

• **Personalización total**: Dependiendo del método que usemos (licuadora o batidora), podemos elegir entre un zumo más claro y ligero, o uno más consistente con mayor contenido de fibra. Esto permite adaptarlos a nuestras necesidades.

• **Una opción saludable para los más pequeños**: Los zumos caseros son una excelente forma de incluir frutas y verduras en la dieta de los niños, especialmente si no les gustan. Con creatividad en sabores y presentaciones, se pueden hacer irresistibles para ellos.

En resumen, preparar nuestros propios zumos ofrece muchas ventajas: mayor control sobre los ingredientes, conservación de los nutrientes y adaptación a nuestras preferencias. Además, es una manera sencilla y práctica de fomentar una alimentación saludable para toda la familia.

Posibles efectos adversos

Si padeces **gastritis, colitis, colon irritable, estreñimiento o SIBO**, es fundamental tomar ciertas precauciones al preparar tus licuados o batidos. Estas recomendaciones te permitirán disfrutar de sus beneficios sin agravar tus síntomas:

• **Utiliza una licuadora en lugar de una batidora**: En casos de patologías digestivas, es preferible optar por una licuadora para preparar tus zumos. Esto ayuda a eliminar gran parte de la fibra de los ingredientes, ofreciendo un líquido más suave para el sistema digestivo.

• **Modera la cantidad de fibra**: Aunque la fibra aporta múltiples beneficios, un consumo excesivo puede causar gases, hinchazón abdominal o estreñimiento, especialmente en personas con problemas digestivos. Por eso, es crucial controlar la cantidad de fibra en tus licuados, evitando ingredientes como pulpa de frutas, semillas y cereales integrales.

• **Introduce los zumos de forma gradual**: Si no estás segura/o de cómo reaccionará tu cuerpo a los licuados y batidos, comienza con pequeñas cantidades. Esto te permitirá evaluar su impacto en tu digestión y ajustar las recetas según tu necesidad.

- **Consúmelos preferiblemente con el estómago vacío**: Para favorecer la asimilación de nutrientes y optimizar la digestión, lo ideal es tomar los zumos con el estómago vacío. Esto reduce el riesgo de molestias digestivas y te permite aprovechar mejor sus beneficios.

- **Adapta las recetas según tus necesidades**: Cada organismo es único, y la forma en que reaccionamos a los alimentos puede variar. Por eso, escucha a tu cuerpo, ajusta tus combinaciones de ingredientes y elige aquellos que te sienten mejor.

Cuándo tomar los zumos, batidos y jugos

Existen varias formas de consumir zumos, dependiendo de tus objetivos y rutina diaria. Aquí se presentan tres opciones recomendadas:

- **Por la mañana, en ayunas**: Comienza tu día seleccionando una receta de zumo o jugo y consúmelo antes de ingerir cualquier otro alimento. Tomarlo en ayunas favorece una mejor absorción de los nutrientes y contribuye a estimular el sistema digestivo, preparándolo para el resto del día.

- **Con el estómago vacío, antes de las comidas**: Tomar un zumo o jugo unos 30 minutos antes de las comidas principales es ideal para aprovechar al máximo sus beneficios. Consumirlo con el estómago vacío mejora la digestión y la absorción de los nutrientes, ayudando a optimizar tu bienestar.

- **Ayuno a base de zumos**: Realizar un ayuno de varios días exclusivamente con zumos y jugos puede ayudarte a alcanzar objetivos de salud específicos o depurar el organismo. Selecciona entre 2 y 3 recetas variadas para garantizar una alimentación equilibrada y nutritiva durante el proceso, cuidando siempre las necesidades de tu cuerpo.

Consejos de preparación

Preparar zumos frescos es una manera sencilla y saludable de aprovechar al máximo los nutrientes presentes en frutas y verduras. Si deseas optimizar el proceso y garantizar seguridad, aquí tienes algunas recomendaciones:

• **Prioriza los ingredientes biocultivados**: Siempre que sea posible, selecciona frutas y verduras de origen biológico. Esto asegura un consumo libre de pesticidas y sustancias químicas dañinas, promoviendo una dieta más saludable.

• **Lava bien los ingredientes**: Lava cuidadosamente frutas y hortalizas para eliminar restos de tierra, microorganismos y pesticidas. Además, retira las zonas dañadas o con moho para evitar cualquier tipo de contaminación en el zumo.

• **Corta en trozos pequeños**: Facilita el trabajo de la licuadora cortando los ingredientes en piezas pequeñas. Esto garantiza una textura más homogénea y acelera el proceso de preparación.

• **Adapta ingredientes con bajo contenido de agua**: Frutas y verduras con poca agua, como plátanos y aguacates, suelen necesitar una mezcla previa. Prepara primero el líquido con ingredientes más jugosos y luego agrega las frutas más sólidas utilizando una batidora.

• **Pela ciertas frutas**: Es importante pelar frutas cítricas como naranjas y pomelos, ya que su piel contiene compuestos tóxicos. Sin embargo, deja la parte blanca (albedo), que es rica en nutrientes. También, frutas tropicales como papaya y kiwi deben pelarse al ser cultivadas en regiones con regulaciones menos estrictas sobre sustancias químicas.

• **Retira las pepitas**: Las pepitas de manzana contienen trazas de cianuro y deben eliminarse antes de preparar el zumo. Por el contrario, las semillas de uvas, melón, lima y limón no representan ningún riesgo y pueden incluirse para aprovechar sus propiedades.

• **Aprovecha los tallos y hojas**: En general, las hojas y tallos de los alimentos pueden ser incorporados al zumo, aportando nutrientes extras. Sin embargo, es esencial retirar las hojas de zanahoria y ruibarbo, ya que contienen compuestos tóxicos perjudiciales para la salud.

• **Consume el zumo recién preparado**: Para preservar al máximo los nutrientes y evitar la oxidación, el zumo debe consumirse justo después de prepararlo. Así disfrutarás de todas sus propiedades intactas.

• **Retira hojas amargas de apio**: Las hojas de apio, cuando tienen un sabor amargo, pueden alterar el resultado final. Retíralas antes de incluir el tallo en el zumo para obtener un sabor más equilibrado y agradable.

Recomendaciones generales

Los licuados y batidos son una excelente alternativa saludable, pero para sacar el máximo provecho de ellos es fundamental tener en cuenta ciertos aspectos. A continuación, se comparten algunas recomendaciones clave:

• **Consumo moderado de frutas**: Las frutas son una fuente maravillosa de nutrientes, pero contienen fructosa, el azúcar natural presente en ellas. Consumirlas en exceso puede ser perjudicial para nuestra salud. Por eso, es importante mantener un equilibrio y moderar su consumo a lo largo del día. Además, se recomienda evitar su ingesta durante la noche, ya que el cuerpo podría metabolizarlas de manera menos eficiente.

• **Opta por frutas de temporada**: Las frutas de temporada suelen ser más nutritivas, tienen un sabor mucho más intenso y además son más económicas. Una opción perfecta para sacar el máximo beneficio.

• **Elige combinaciones adecuadas**: No todas las frutas se complementan bien entre sí. Antes de preparar tu licuado o batido, investiga cuáles son las combinaciones más compatibles para lograr un buen equilibrio de sabor y obtener los beneficios nutricionales deseados.

- **Cantidad moderada de ingredientes**: Los mejores licuados o batidos suelen ser los más simples. La sobrecarga de ingredientes o cantidades excesivas puede provocar gases o malestar digestivo. Sigue las recetas recomendadas y procura ser prudente con las cantidades.

- **Incluye hojas verdes o verduras**: Añadir hojas verdes como espinacas, col (kale) o incluso otras verduras como pepino es una excelente manera de reducir el índice glucémico de tu bebida y, al mismo tiempo, obtener un aporte extra de nutrientes esenciales para tu organismo.

- **Endulzantes naturales, pero con moderación**: Disfrutar el sabor natural de los ingredientes es ideal, pero si consideras necesario endulzar tu bebida, recurre a opciones naturales como la miel pura de abeja o la stevia 100% natural. Eso sí, emplea pequeñas cantidades para mantener los valores nutricionales en equilibrio.

- **Mastica incluso los líquidos**: Aunque los licuados son líquidos, tomarte un momento para "masticarlos" favorece la segregación de enzimas digestivas, ayudando a mejorar la absorción de nutrientes y evitando problemas como gases, inflamación o indigestión.

- **Conservación adecuada**: Los licuados y batidos son mejores recién preparados, pero si no puedes consumirlos de inmediato, guárdalos en un recipiente oscuro y hermético en el refrigerador. También puedes congelarlos en porciones individuales para consumirlos más adelante.

- **Hazlo divertido y personalizado**: Para hacer que los batidos sean más atractivos, especialmente para los niños, congélalos en moldes con formas divertidas. Así convertirás una bebida saludable en un momento entretenido y delicioso.

Al preparar y disfrutar de licuados o batidos, estas recomendaciones te ayudarán a sacarles el máximo provecho. Aunque las recetas incluidas en este libro han sido creadas para facilitar una correcta asimilación, no olvides que cada persona es única y algunas opciones podrían no ser ideales para todos.

Experimenta con diferentes combinaciones y ajusta las recetas según tus necesidades, gustos y bienestar personal.

Recetas sugeridas

- **Zumo de papaya, pera y raíz de jengibre:**
  Ingredientes: papaya, pera, raíz de jengibre.
  Preparación: Licuar papaya, pera y jengibre.
  Indicación: Consumir 2-3 veces al día con el estómago vacío; evitar en el embarazo.

- **Zumo de zanahoria, remolacha y pepino:**
  Ingredientes: zanahoria, remolacha, pepino, jengibre (opcional).
  Preparación: Licuar zanahoria, remolacha, pepino.
  Indicación: Tomar 2-3 veces al día en ayunas para mejores resultados.

- **Jugo de zanahoria, repollo y apio o col lombarda:**
  Ingredientes: zanahoria, repollo, apio/col lombarda, perejil.
  Preparación: Licuar zanahoria, repollo, apio/col lombarda. Agregar perejil para frescura.
  Indicación: Consumir en ayunas por la mañana para mayor efectividad.

- **Zumo de zanahoria, berro, espinacas y hojas de nabo:**
  Ingredientes: zanahoria, berro, espinacas, hojas de nabo.
  Preparación: Licuar zanahoria, berro, espinacas, hojas de nabo.
  Indicación: Consumir en ayunas por la mañana.

- **Zumo de patata, zanahoria, manzana y perejil:**
  Ingredientes: patata, zanahoria, manzana, perejil.
  Preparación: Licuar patata, zanahoria, manzana, perejil.
  Indicación: Tomar en ayunas por la mañana.

- **Jugo de zanahoria, manzana, apio y nabo dulce:**
  Ingredientes: zanahoria, manzana, apio, nabo dulce, jengibre rallado.
  Preparación: Licuar zanahoria, manzana, apio, nabo dulce. Agregar jengibre.

Sugerencia: Añadir jengibre rallado para toque picante.
Indicación: Consumir en ayunas por la mañana.

- **Zumo de zanahoria, patata, berro y perejil:**
  Ingredientes: zanahoria, patata, berro, perejil.
  Preparación: Licuar zanahoria, patata, berro, perejil.
  Indicación: Tomar en ayunas por la mañana.

- **Jugo de zanahoria, col y apio:**
  Ingredientes: zanahoria, col, apio, manzana verde (opcional).
  Preparación: Licuar zanahoria, col, apio. Opcional: agregar manzana verde.
  Sugerencia: Añadir manzana verde para endulzar.
  Indicación: Tomar 2-3 veces al día con el estómago vacío.

- **Zumo de col, apio, brócoli y perejil:**
  Ingredientes: col, apio, brócoli, perejil.
  Preparación: Licuar col, apio, brócoli, perejil.
  Indicación: Consumir por la mañana en ayunas.

- **Zumo de espinaca y zanahoria:**
  Ingredientes: espinaca, zanahoria, manzana verde.
  Preparación: Licuar espinaca, zanahoria. Agregar manzana verde.
  Sugerencia: Añadir manzana verde para endulzar.
  Indicación: Beber 2-3 vasos al día con el estómago vacío.

PLANTAS MEDICINALES

Desde tiempos inmemoriales, la humanidad ha recurrido a la naturaleza para encontrar respuestas a sus necesidades. Las plantas medicinales, fieles aliadas en este viaje, han transmitido generosamente su sabiduría para aliviar dolencias y fortalecer nuestra salud. Este conocimiento milenario, cuidadosamente preservado a lo largo del tiempo, encuentra hoy un lugar renovado en el mundo moderno como una opción sana y sostenible frente a los desafíos actuales.

En una sociedad cada vez más consciente de los efectos adversos de algunos tratamientos farmacológicos y del impacto ambiental de diversas prácticas, las plantas medicinales resurgen con renovado protagonismo. Para quienes buscan un estilo de vida equilibrado, respetuoso y alineado con la naturaleza, estos tesoros verdes ofrecen herramientas valiosas. Este renacimiento refleja no solo una expansión del interés por lo ecológico, sino también una evolución hacia el cuidado integral del cuerpo y del planeta.

Lo que hace extraordinarias a estas maravillas naturales es la complejidad de sus compuestos, capaces de brindar propiedades antioxidantes, antiinflamatorias, antibacterianas y antivirales, entre otras. Su potencial abarca desde el alivio de problemas cotidianos, como el insomnio o la digestión lenta, hasta el apoyo en condiciones como el estrés crónico o las afecciones vinculadas al envejecimiento, entre otras muchas.

Más allá de tratar dolencias puntuales, estas especies son también una fuente muy valiosa de micronutrientes esenciales: vitaminas, minerales, fibra y antioxidantes que fortalecen el sistema inmunológico y promueven la salud a largo plazo. Incorporarlas en la dieta o en rituales de cuidado personal es una solución sencilla, sostenible y eficaz tanto para la prevención como para el fortalecimiento del bienestar integral.

El reino vegetal nos regala una sorprendente diversidad: innumerables especies adaptadas a necesidades específicas. Desde una taza de infusión hasta bálsamos, tinturas o aceites esenciales, sus usos son tan amplios como su versatilidad, integrándose fácilmente en cualquier estilo de vida.

Más que remedios, las plantas medicinales nos invitan a reconectar con la naturaleza. Utilizar sus bondades implica respetar los ritmos naturales del entorno y valorar nuestra relación con los recursos que nos ofrece la tierra. Cada hierba o extracto parece un recordatorio palpable de nuestra conexión con el mundo vivo, ayudándonos a retomar ese equilibrio que va más allá de lo físico, alcanzando incluso lo espiritual.

Además de sus múltiples beneficios para la salud, las plantas medicinales destacan por su fácil acceso y su versatilidad. Muchas de ellas crecen de forma abundante en entornos naturales o pueden cultivarse en jardines y huertos domésticos, lo que las convierte en una alternativa asequible y sostenible. En un contexto global marcado por desigualdades económicas, estas aliadas del bienestar representan una opción inclusiva para complementar o, en algunos casos, reemplazar tratamientos costosos.

A lo largo de los siglos, el conocimiento sobre estas plantas ha sido preservado con esmero, transmitido oralmente y a través de escritos. Esta herencia, nacida del respeto por la naturaleza, encuentra hoy respaldo en la ciencia moderna, cuyos estudios avalan los efectos de los compuestos herbales sobre el organismo y arrojan luz sobre su mecanismo de acción. Es una unión potente entre tradición y tecnología, que amplía las posibilidades terapéuticas de estas maravillas.

No obstante, este vasto potencial exige un enfoque responsable. Cada organismo humano es único y, aunque las plantas poseen propiedades terapéuticas probadas, no están exentas de riesgos. Su interacción con fármacos convencionales o su uso incorrecto podría generar efectos adversos. Por ello, resulta fundamental apoyarse en información clara y confiable para garantizar un empleo seguro y efectivo.

Un aspecto especialmente intrigante es la forma en que los componentes dentro de una planta trabajan en conjunto. Los extractos integrales, gracias a esta interacción compleja, suelen generar efectos más equilibrados y completos que los compuestos aislados. Las moléculas presentes interactúan de manera complementaria, maximizando sus beneficios mientras mitigan posibles efectos secundarios. Por otro lado, aislar los principios activos puede proporcionar soluciones más concentradas, pero también podría aumentar el riesgo de efectos adversos en el organismo.

El equilibrio natural de las plantas representa uno de los más grandes tesoros que nos ofrece la biodiversidad. Mientras los extractos integrales destacan por su suavidad y armonía al trabajar en conjunto con los procesos naturales del cuerpo, los compuestos aislados y sintetizados buscan mayor potencia, a menudo a costa de su estabilidad. Las moléculas presentes en las plantas colaboran de forma complementaria, maximizando beneficios y reduciendo posibles efectos secundarios, lo que hace de los remedios naturales una opción íntimamente alineada con nuestras necesidades.

En definitiva, las plantas medicinales son mucho más que herramientas terapéuticas: son un puente entre la sabiduría ancestral y la innovación científica. Nos recuerdan que la salud del cuerpo y del planeta están profundamente conectadas. Al proteger esta herencia, promovemos no solo nuestro bienestar, sino también el de generaciones futuras, renovando el equilibrio entre ser humano y naturaleza.

Información importante

Aunque las plantas tienen un origen natural, no deben considerarse completamente inofensivas. Sus principios activos pueden ocasionar efectos adversos o provocar alergias en ciertas personas.

Consumir una infusión ocasional rara vez genera problemas. No obstante, el uso excesivo, prolongado o en grandes cantidades puede derivar en molestias, reacciones alérgicas o incluso intoxicaciones.

La tolerancia a los remedios naturales varía según cada persona. Si estás embarazada, en período de lactancia o padeces alguna condición como enfermedades crónicas, alergias, insuficiencia renal o hepática, cáncer, o sigues un tratamiento médico, es fundamental que consultes la sección "**Conoce todo lo necesario sobre las plantas**" antes de utilizarlas. Allí encontrarás información clave sobre riesgos, contraindicaciones e interacciones para decidir de forma responsable.

Pautas para el uso de los remedios herbales

Para obtener resultados óptimos, es recomendable continuar con los remedios hasta la total desaparición de los síntomas. La duración del tratamiento dependerá de factores como la gravedad de la afección, su evolución, tu motivación y otros elementos importantes.

Es crucial tener presente que algunas plantas o remedios de fitoterapia no están diseñados para un uso continuo o prolongado. En estos casos, siempre encontrarás instrucciones claras al respecto.

Además de seguir las pautas de los remedios que verás a continuación, es igualmente importante abordar las causas subyacentes de tus síntomas. Para entender mejor el origen de tu problema de salud, te invito a consultar el capítulo inicial de este libro, en la sección "Causas", donde encontrarás información clave para tratar la raíz de la patología.

Por último, recuerda que la paciencia es esencial. Una dolencia que ha estado presente durante meses o años no puede resolverse en cuestión de días. Persevera y cuida tu bienestar de manera constante.

Medidas

Para garantizar resultados efectivos al preparar infusiones, decocciones y otras recetas a base de plantas, es fundamental respetar las siguientes medidas de dosificación:

- Una cucharada equivale a una cucharada sopera rasa.
- Una cucharadita corresponde a una cucharadita de postre rasa.

Plantas medicinales para el reflujo

Para aliviar el reflujo, existen numerosas opciones herbales. No obstante, las más eficaces son **el aloe vera, la cúrcuma, el jengibre, la malva, el malvavisco, la manzanilla y el regaliz**, presentadas aquí en orden alfabético. Estas plantas ofrecen propiedades beneficiosas que contribuyen al alivio de esta condición de forma natural.

Lo más recomendable es consumir las infusiones o decocciones al natural, evitando añadir cualquier tipo de edulcorante. Si necesitas endulzarlas, es preferible utilizar exclusivamente stevia 100% natural, ya que se trata de una alternativa saludable y respetuosa con el organismo.

En caso de que decidas hacer una pausa en el consumo de alguna de estas plantas, puedes reemplazarla por cualquiera de las otras listadas sin que ello afecte a los beneficios que aporta. Este intercambio también permitirá respetar los periodos de descanso recomendados, esenciales para mantener la eficacia y seguridad de su uso.

Seguidamente se proporciona información detallada sobre cada planta, incluyendo sus nombres científicos entre paréntesis. Esta referencia es especialmente útil, ya que muchas de estas plantas pueden conocerse por diferentes nombres comunes en las distintas regiones y países del mundo.

- **Aloe vera o sábila** (Aloe barbadensis): El gel de aloe tiene propiedades calmantes y antiinflamatorias que pueden aliviar la irritación del esófago. Puedes consumir el gel de aloe vera diluido en agua o en forma de jugo. Asegúrate de utilizar productos de aloe vera destinados para consumo interno.

- **Cúrcuma** (Curcuma longa): La cúrcuma contiene curcumina, un compuesto con propiedades antiinflamatorias y antioxidantes. Puedes agregar cúrcuma en polvo a tus comidas, preparar infusión de cúrcuma o tomar suplementos de curcumina bajo la supervisión de un profesional de la salud.

- **Jengibre** (Zingiber officinale): El jengibre ayuda a reducir la acidez estomacal y alivia la inflamación. Puedes consumirlo en forma de té, agregar rodajas de jengibre a tus comidas o tomar suplementos de jengibre.

- **Malva** (Malva sylvestris): Esta planta posee propiedades emolientes y antiinflamatorias que pueden ayudar a calmar la irritación del esófago causada por el reflujo gastroesofágico. Puedes preparar una infusión con sus hojas y flores y consumirla después de las comidas para obtener alivio.

- **Malvavisco** (Althaea officinalis): El malvavisco forma una capa protectora en el revestimiento del esófago, reduciendo la irritación y el dolor. Puedes encontrarlo en forma de cápsulas, extracto líquido o té.

- **Manzanilla** (Matricaria chamomilla): Tiene propiedades antiinflamatorias y calmantes que pueden aliviar los síntomas del reflujo ácido. Puedes preparar una infusión de manzanilla y beberla después de las comidas.

- **Regaliz** (Glycyrrhiza glabra): El regaliz tiene propiedades protectoras para el revestimiento del estómago, lo que puede ser beneficioso para tratar el reflujo ácido. Puedes encontrarlo en forma de té, cápsulas o extracto líquido. Recuerda consumirlo con moderación y bajo la supervisión de un profesional de la salud, ya que puede elevar la presión arterial.

A continuación se exponen varias recetas con las plantas medicinales recomendadas:

Aloe vera (Aloe barbadensis)

Jugo de aloe vera:
Ingredientes: 1 hoja de aloe vera madura, 1 vaso de agua.

Preparación: Lava y pela cuidadosamente la hoja de aloe vera, asegurándote de eliminar el gel amarillo. Extrae el gel transparente de la hoja. Coloca el gel en una licuadora junto con el agua. Licúa hasta obtener una mezcla suave. Sirve en un vaso y bebe de inmediato.

Dosis: Toma medio vaso de jugo de aloe vera antes de las comidas principales, preferiblemente por la mañana en ayunas.

Gel de aloe vera con miel:
Ingredientes: 2 cucharadas de gel de aloe vera, 1 cucharada de miel.

Preparación: Extrae el gel de una hoja de aloe vera madura. Mezcla el gel de aloe vera con la miel en un recipiente. Revuelve bien hasta obtener una mezcla homogénea.

Dosis: Consume una cucharada de esta mezcla después de las comidas principales.

Infusión de aloe vera y manzanilla:
Ingredientes: 1 hoja de aloe vera madura, 1 cucharadita de flores de manzanilla, 1 taza de agua caliente

Preparación: Lava y pela cuidadosamente la hoja de aloe vera, eliminando el gel amarillo. Extrae el gel transparente de la hoja. En una taza de agua caliente, agrega el gel de aloe y las flores de manzanilla. Deja reposar durante 10 minutos. Cuela la infusión y sírvela caliente.

Dosis: Bebe una taza de esta infusión después de las comidas principales.

Cúrcuma (Curcuma longa)

Infusión de cúrcuma:
Ingredientes: 1 cucharadita de cúrcuma en polvo, 1 taza de agua caliente y miel al gusto (opcional).

Preparación: En una taza de agua caliente, añade la cúrcuma. Revuelve bien hasta que la cúrcuma se disuelva por completo. Endulza con miel si lo deseas. Deja reposar unos minutos antes de consumir.

Dosis: Bebe una taza entre las comidas principales.

Leche dorada de cúrcuma:
Ingredientes: 1 taza de leche (puede ser de origen vegetal como almendra o coco), 1 cucharadita de cúrcuma en polvo, una pizca de pimienta negra molida, miel al gusto (opcional).

Preparación: En una cacerola, calienta la leche a fuego medio. Agrega la cúrcuma en polvo y la pimienta negra. Revuelve constantemente hasta que la mezcla esté caliente y bien combinada. Si deseas, puedes endulzar con miel.

Dosis: Consume una taza de leche dorada de cúrcuma antes de acostarte.

Batido de cúrcuma y piña:
Ingredientes: 1 rodaja de piña fresca, 1 cucharadita de cúrcuma en polvo, 1 vaso de agua o leche (puede ser de origen vegetal), 1 cucharadita de miel (opcional).

Preparación: En una licuadora, agrega la piña cortada en trozos, la cúrcuma en polvo y el agua o leche. Licúa hasta obtener una mezcla suave y homogénea. Si deseas, puedes endulzar con miel. Sirve en un vaso y bebe de inmediato.

Dosis: Toma este batido de cúrcuma y piña una o dos veces al día, preferiblemente entre las comidas.

Recuerda que la cúrcuma puede manchar, así que ten cuidado al manipularla. Comienza con dosis pequeñas y observa cómo responde tu cuerpo. Si experimentas alguna reacción adversa, suspende su uso.

Jengibre (Zingiber officinale)

Infusión de jengibre:
Ingredientes: 1 trozo de raíz de jengibre fresco (2-3 cm), 1 taza de agua caliente, miel al gusto (opcional).

Preparación: Lava y pela cuidadosamente el jengibre fresco. Ralla o corta en rodajas finas el trozo de jengibre. En una taza de agua caliente, agrega el jengibre rallado o en rodajas. Deja reposar durante 10-15 minutos. Endulza con miel si lo deseas. Cuela la infusión.

Dosis: Bebe una taza de infusión de jengibre después de las comidas principales.

Jengibre en polvo y miel:
Ingredientes: 1 cucharadita de jengibre en polvo, 1 cucharadita de miel.

Preparación: En un recipiente, mezcla el jengibre en polvo y la miel hasta obtener una pasta homogénea.

Dosis: Toma una cucharadita de esta mezcla después de las comidas principales.

Smoothie de jengibre y piña:
Ingredientes: 1 rodaja de piña fresca, 1 trozo de raíz de jengibre fresco (2-3 cm), 1 vaso de agua o leche (puede ser de origen vegetal), 1 cucharadita de miel (opcional).

Preparación: En una licuadora, agrega la piña cortada en trozos y el jengibre pelado. Agrega el agua o la leche y licúa hasta obtener una mezcla suave y homogénea. Si deseas, puedes endulzar con miel. Sirve en un vaso y bebe de inmediato.

Dosis: Toma este smoothie de jengibre y piña una o dos veces al día, preferiblemente entre las comidas.

Malva (Malva sylvestris)

Infusión de malva:
Ingredientes: 1 cucharadita de hojas secas de malva, 1 taza de agua caliente.

Preparación: En una taza de agua caliente, agrega las hojas secas de malva. Deja reposar durante 10-15 minutos. Cuela la infusión y sírvela caliente.

Dosis: Bebe una taza de infusión de malva después de las comidas principales.

Malvavisco (Althaea officinalis)

Maceración de malvavisco:
Remoja 30 gramos de raíz de malvavisco en 700 ml de agua fría durante toda la noche. Filtra la mezcla y bebe de 1/2 a 1 taza 3 veces al día.

Infusión de raíz de malvavisco:
Ingredientes: 1 cucharadita de raíz de malvavisco seca, 1 taza de agua caliente.

Preparación: En una taza de agua caliente, agrega la raíz de malvavisco seca. Deja reposar durante 10-15 minutos. Cuela la infusión y sírvela caliente.

Dosis: Bebe una taza de infusión de raíz de malvavisco después de las comidas principales.

Manzanilla (Matricaria chamomilla)

Infusión de manzanilla:
Ingredientes: 1 bolsita de infusión de manzanilla o 1 cucharadita de flores de manzanilla secas, 1 taza de agua caliente.

Preparación: En una taza de agua caliente, coloca la bolsita de infusión de manzanilla o las flores de manzanilla secas. Deja reposar durante 5-10 minutos. Retira la bolsita de infusión o cuela las flores de manzanilla. Sírvela caliente.

Dosis: Bebe una taza de infusión de manzanilla después de las comidas principales.

Regaliz (Glycyrrhiza glabra)

Masticar regaliz:
Mastica un trozo pequeño de regaliz natural sin azúcar para aliviar la acidez estomacal después de las comidas.

Infusión de regaliz:
Ingredientes: 1 cucharadita de raíz de regaliz seca, 1 taza de agua caliente.

Preparación: En una taza de agua caliente, agrega la raíz seca. Deja reposar durante 10-15 minutos. Cuela la infusión y sírvela caliente.

Dosis: Bebe una taza de infusión de regaliz después de las comidas principales.

Recetas de fitoterapia

Aunque las plantas mencionadas anteriormente son eficaces cuando se utilizan de manera individual, sus propiedades pueden amplificarse cuando se combinan adecuadamente. A continuación, se presentan algunas combinaciones especialmente efectivas:

Receta de fitoterapia Nº 1
Ingredientes: cúrcuma, jengibre y miel.

Preparación: Ralla el jengibre y déjalo hervir durante unos minutos. Luego, sírvelo en una taza y añade la cúrcuma en polvo y una cucharada de miel. Toma esta mezcla de 2 a 3 veces al día.

Receta de fitoterapia Nº 2

Ingredientes: 1 cucharadita de cúrcuma en polvo, 1 cucharadita de jengibre en polvo, 1/4 de cucharadita de pimienta negra molida, 2 tazas de agua de coco y 1 cucharadita de miel.

Preparación: Mezcla todos los ingredientes en un tazón, excepto la miel. Remuévelo bien y transfiere la mezcla a una sartén. Cocínala a fuego lento durante 5 minutos. Cuando se enfríe, añade la miel. Toma esta preparación 1 hora antes de irte a dormir.

Receta de fitoterapia Nº 3

Ingredientes: 1 litro de gel de aloe vera y 20 gramos de cúrcuma.

Preparación: Agrega la cúrcuma al gel de aloe vera y mézclalo bien. Guárdalo en el refrigerador para que se conserve durante varios días. Consume 2 cucharadas por la mañana y por la noche antes del almuerzo y la cena.

Receta de fitoterapia Nº 4

Ingredientes: 25 gramos de manzanilla, 25 gramos de regaliz, 25 gramos de melisa y 25 gramos de malva.

Preparación: Prepara una infusión con esta mezcla en 1/2 litro de agua. Tómala tibia después de cada comida.

Pasos simples para preparar una tintura para el reflujo

Las tinturas, también conocidas como extractos botánicos concentrados, son una forma eficaz y potente para aprovechar los beneficios terapéuticos de las plantas medicinales. Mediante un cuidadoso proceso de extracción, se obtienen los compuestos esenciales, como fitoquímicos y principios activos, que concentran valiosas propiedades curativas.

Estas soluciones líquidas han sido empleadas durante siglos en la medicina tradicional por su comprobada eficacia y gran versatilidad. En años recientes, han retomado su relevancia gracias al interés creciente en los remedios naturales y las prácticas herbales.

El método para preparar estos extractos puede variar, aunque generalmente consiste en sumergir partes vegetales –raíces, hojas, flores o cortezas– en un solvente como alcohol, glicerina o agua. Durante el reposo, los elementos activos de la planta se transfieren al líquido, convirtiéndolo en un concentrado medicinal que conserva sus propiedades esenciales.

Una de las principales ventajas de estas preparaciones es su practicidad. Pueden administrarse oralmente añadiendo unas gotas a agua o jugo, lo que facilita su rápida absorción. Además, su elevada concentración permite ajustar la dosis de manera precisa según las necesidades de cada persona.

Preparación de una tintura de jengibre

Ingredientes:
- 40 gramos de jengibre fresco
- 200 ml de vodka, brandy, glicerina vegetal o vinagre de manzana (según tus preferencias y necesidades)
- Un frasco de vidrio hermético de unos 200 ml
- Un frasco de color oscuro con gotero para protegerlo de la luz

Preparación:
- Pela y corta el jengibre en rodajas o rállalo.
- Coloca el jengibre en el frasco de vidrio hermético, llenándolo hasta la mitad.
- Luego, agrega el vodka, brandy, vinagre de manzana o glicerina para llenar el resto del frasco.
- Agita bien el frasco y guárdalo en un lugar oscuro y cálido, alejado de fuentes de calor.
- Deja que la tintura de jengibre macere durante al menos 3 semanas, agitándola una vez a la semana.
- Después del tiempo de maceración, filtra el líquido a través de una gasa esterilizada en un recipiente de vidrio.
- Transfiere la tintura filtrada al frasco de vidrio marrón con gotero y ciérralo bien.
- Etiqueta el frasco con la fecha de embotellado.

Dosificación:

La dosis recomendada para adultos es de 25 gotas, de 1 a 3 veces al día, durante un máximo de 2 semanas seguidas. Después, se debe hacer un descanso de 1 mes antes de continuar, si es necesario (2 semanas de tratamiento y 1 mes de descanso).

Conservación:
Guarda la tintura en un lugar fresco y oscuro, y verifica siempre la fecha de caducidad (1 año).

Conoce todo lo necesario sobre las plantas

En esta sección, profundizaremos en las especies botánicas más recomendadas para el tratamiento de la patología que nos ocupa. Encontrarás información clave sobre sus posibles efectos adversos, contraindicaciones e interacciones, así como detalles completos sobre cada planta. Desde su descripción y hábitat hasta las partes utilizadas, componentes químicos, historia y propiedades terapéuticas, este capítulo está diseñado para llevarte en un fascinante viaje de descubrimiento.

Mi objetivo es ofrecerte una visión integral de estas plantas, ayudándote a comprender su contexto y valorar sus múltiples beneficios. Exploraremos su origen histórico y su relevancia en la medicina tradicional, destacando su papel en el cuidado natural.

Quiero que te conviertas en una persona experta en estas especies, capaz de tomar decisiones informadas en la búsqueda de tu bienestar. ¡Prepárate para ampliar tus conocimientos y descubrir el extraordinario poder curativo de la naturaleza!

Aloe Vera (Aloe barbadensis)

Descripción:
El aloe vera, también conocido como sábila, es una planta suculenta perenne que pertenece a la familia de las liliáceas. Sus hojas son carnosas y lanceoladas, creciendo en forma de roseta.

Hábitat y cultivo:
El aloe vera prospera en climas cálidos y secos, preferiblemente con temperaturas entre los 20 y 30 grados Celsius. Requiere suelos bien drenados y no tolera el exceso de humedad. Se reproduce a través de hijuelos o esquejes de las hojas y puede cultivarse en macetas o jardines.

Partes utilizadas:
Las principales partes utilizadas del aloe vera son las hojas. Estas contienen un gel transparente en su interior, que se obtiene al cortar y abrir las hojas frescas. También se utilizan ocasionalmente las hojas secas y la savia amarilla debajo de la piel de la hoja.

Componentes:
El gel de aloe contiene polisacáridos, vitaminas (como C y E), minerales (como magnesio, calcio y zinc), enzimas, aminoácidos y antioxidantes, que contribuyen a sus propiedades terapéuticas.

Historia y tradición:
El aloe vera tiene una larga historia de uso. Era conocido en el antiguo Egipto como "la planta de la inmortalidad" y ha sido utilizado en la medicina tradicional china y ayurvédica. Su reputación como planta medicinal se ha extendido por todo el mundo a lo largo de los siglos.

Propiedades terapéuticas:
El aloe vera se utiliza para tratar quemaduras, heridas, picaduras de insectos y afecciones cutáneas como la psoriasis y el acné. También se ha utilizado para aliviar la irritación y la inflamación de la piel. El consumo de jugo de aloe se asocia con beneficios para la salud digestiva, aliviando el estreñimiento y promoviendo la salud intestinal.

Curiosidades:
El aloe vera tiene algunas curiosidades interesantes asociadas a su historia y uso. Por ejemplo, se cree que Cleopatra utilizaba el gel de Aloe vera como parte de su rutina de belleza. Además, en la Segunda Guerra Mundial, se usaba el gel de aloe como un sustituto de la sangre en emergencias, ya que su composición

química se asemeja a la del plasma sanguíneo. También se ha utilizado en la industria alimentaria como aditivo en productos como yogures y bebidas.

Efectos adversos:
Aunque el aloe vera es generalmente seguro para el uso tópico y el consumo oral moderado, algunos individuos pueden experimentar efectos adversos. Algunas personas pueden tener reacciones alérgicas o irritación cutánea al aplicar el gel de aloe vera. En casos raros, el consumo excesivo de jugo de aloe puede causar calambres abdominales, diarrea y desequilibrios electrolíticos. Además, se ha reportado que el uso prolongado de altas concentraciones de Aloe vera en la piel puede causar sequedad y descamación.

Contraindicaciones:
Aunque el aloe vera se considera seguro para la mayoría de las personas, existen algunas contraindicaciones a tener en cuenta. No se recomienda su uso tópico en heridas profundas, quemaduras graves o heridas quirúrgicas abiertas, ya que puede retrasar la cicatrización. Además, las mujeres embarazadas y en período de lactancia deben consultar a un profesional de la salud antes de usar productos de aloe, ya que puede haber riesgos potenciales para el feto o el bebé.

Interacciones:
El aloe vera puede interactuar con ciertos medicamentos y suplementos, por lo que es importante tener precaución al utilizarlo en combinación con otros productos. Por ejemplo, el consumo de Aloe vera puede aumentar el riesgo de sangrado en personas que toman anticoagulantes como la warfarina. También se ha informado que el aloe vera puede interferir con la absorción de medicamentos orales, como los inhibidores de la enzima convertidora de angiotensina (IECA) utilizados para tratar la presión arterial alta.

Cúrcuma (Curcuma longa)

Descripción:

La cúrcuma es una planta herbácea perenne que pertenece a la familia del jengibre. Se caracteriza por sus grandes hojas verdes y sus flores amarillas en forma de espiga. La parte utilizada es el rizoma, que es un tallo subterráneo similar a un tubérculo, de color naranja intenso.

Hábitat y cultivo:
La cúrcuma es originaria del sur de Asia y se cultiva principalmente en países como India, China y Tailandia. Prefiere climas cálidos y húmedos, y se puede cultivar tanto en jardines como en condiciones de invernadero.

Partes utilizadas:
La parte más utilizada de la cúrcuma es su rizoma, que se cosecha, se seca y se muele en polvo para su uso culinario y medicinal. También se pueden utilizar las hojas y las flores en algunos casos.

Componentes:
La cúrcuma contiene un compuesto activo llamado curcumina, que es responsable de su color amarillo brillante y tiene propiedades antioxidantes y antiinflamatorias. También contiene otros compuestos como aceites esenciales, minerales y vitaminas.

Historia y tradición:
La cúrcuma, conocida científicamente como Curcuma longa, es una planta originaria de la región sur de Asia, específicamente de la India y el sudeste asiático. Ha sido utilizada durante miles de años en la medicina tradicional de estas culturas, así como en sus prácticas culinarias y rituales religiosos.

En la India, la cúrcuma ha sido considerada una planta sagrada y se ha utilizado en la medicina ayurvédica, que es uno de los sistemas de medicina tradicional más antiguos del mundo. En la antigua tradición india, se utilizaba para tratar una variedad de condiciones de salud, desde problemas digestivos hasta heridas y enfermedades respiratorias.

Propiedades terapéuticas:
La cúrcuma es conocida por sus numerosas propiedades

terapéuticas y beneficios para la salud. Algunas de sus propiedades más destacadas son:

Acción antiinflamatoria: Contiene un compuesto activo llamado curcumina, que tiene potentes propiedades antiinflamatorias. La curcumina actúa inhibiendo la producción de sustancias inflamatorias en el cuerpo, lo que puede ayudar a reducir la inflamación en enfermedades crónicas como la artritis, la enfermedad inflamatoria intestinal y la enfermedad cardíaca.

Potente antioxidante: La curcumina también actúa como un antioxidante, lo que significa que puede proteger las células del daño causado por los radicales libres. Los radicales libres son moléculas inestables que pueden dañar el ADN y contribuir al envejecimiento y a diversas enfermedades. La curcumina ayuda a neutralizar estos radicales libres y proteger el cuerpo contra el estrés oxidativo.

Mejora la función cerebral: Se ha demostrado que la curcumina tiene efectos beneficiosos en el cerebro. Se ha observado que puede mejorar la función cognitiva, proteger contra enfermedades neurodegenerativas como el Alzheimer y reducir el riesgo de depresión. También se ha demostrado que la curcumina puede atravesar la barrera hematoencefálica, lo que significa que puede llegar directamente al cerebro y ejercer sus efectos protectores.

Apoya la salud cardiovascular: La curcumina puede ayudar a mantener la salud cardiovascular al reducir la inflamación y prevenir la acumulación de placa en las arterias. También se ha observado que tiene propiedades anticoagulantes y puede ayudar a regular los niveles de colesterol y triglicéridos en la sangre.

Propiedades digestivas: La cúrcuma se ha utilizado tradicionalmente para tratar problemas digestivos, como la indigestión y los trastornos del tracto gastrointestinal. Sus propiedades antiinflamatorias y antioxidantes pueden ayudar a aliviar la inflamación en el tracto digestivo y promover una digestión saludable.

Es importante tener en cuenta que la curcumina no se absorbe fácilmente, por lo que se recomienda combinarla con pimienta negra o utilizar suplementos que contengan curcumina con una mayor biodisponibilidad.

Curiosidades:
La cúrcuma, también conocida como "azafrán de la India" o "turmeric", es una especia originaria del sur de Asia, específicamente de países como la India y el sudeste asiático. Además de su uso culinario, tiene algunas curiosidades interesantes:

Uso ancestral: La cúrcuma ha sido utilizada durante miles de años en la medicina tradicional ayurvédica y la medicina china. Se le atribuyen propiedades curativas y se utiliza para tratar una variedad de afecciones, desde trastornos digestivos hasta enfermedades inflamatorias.

Tinte natural: Además de ser una especia popular en la cocina, la cúrcuma también se utiliza como tinte natural. Su intenso color amarillo se ha utilizado para teñir telas, hilos y otros materiales, así como para colorear alimentos y productos cosméticos.

Efectos adversos:
Es generalmente considerada segura cuando se consume en cantidades moderadas. Sin embargo, algunas personas pueden experimentar los siguientes efectos adversos o secundarios:

Trastornos gastrointestinales: El consumo excesivo puede causar, en algunos casos, malestar estomacal, náuseas, diarrea o acidez. Estos efectos son generalmente leves y desaparecen por sí solos.

Alergias: Algunas personas pueden presentar alergia a la cúrcuma, lo que puede manifestarse como erupciones cutáneas, picazón, hinchazón o dificultad para respirar. Si se experimenta alguna reacción alérgica, se debe buscar atención médica de inmediato.

Contraindicaciones:
Existen contraindicaciones a tener en cuenta al usar cúrcuma:

Cálculos biliares: Debido a su capacidad para estimular la producción de bilis, se recomienda precaución en personas que tienen cálculos biliares, ya que la cúrcuma puede causar contracciones en la vesícula biliar y desencadenar un ataque de dolor.

Obstrucción de las vías biliares: En estos casos de obstrucción, su uso puede empeorar la situación y causar complicaciones. Se recomienda evitar su consumo en estas circunstancias.

Interacciones:
La cúrcuma puede interactuar con ciertos medicamentos y suplementos, por lo que es importante tener precaución al combinarla con otros tratamientos. Algunas interacciones conocidas incluyen:

Fármacos anticoagulantes: La cúrcuma puede tener propiedades anticoagulantes leves, lo que podría aumentar el riesgo de sangrado cuando se combina con fármacos anticoagulantes como la warfarina. En estos casos, se recomienda supervisión médica.

Medicamentos para la diabetes: La cúrcuma puede afectar los niveles de azúcar en sangre, por lo que podría interferir con la eficacia de los medicamentos para la diabetes. Se debe tener precaución y consultar a un médico antes de usar cúrcuma si se están tomando medicamentos para la diabetes.

Jengibre (Zingiber officinale)

Descripción:
El jengibre es una planta perenne con tallos subterráneos llamados rizomas. Tiene hojas largas y estrechas, y flores amarillas o blancas en forma de cono. El rizoma es la parte más utilizada, y tiene un sabor picante y aromático.

Hábitat y cultivo:
El jengibre es originario de Asia tropical y se cultiva en

muchas partes del mundo. Prefiere climas cálidos y húmedos, y se puede cultivar tanto en jardines como en macetas en interiores.

Partes utilizadas:
El rizoma del jengibre es la parte más utilizada. Se recolecta, se pela y se utiliza fresco o seco para su uso culinario y medicinal. Se pueden utilizar también las hojas y las flores en ciertas preparaciones.

Componentes:
Contiene compuestos activos como gingerol, shogaol y zingibereno, que le confieren sus propiedades medicinales. Además contiene antioxidantes, vitaminas y minerales.

Historia y tradición:
Esta planta ha sido cultivada y utilizada en Asia desde hace más de 5.000 años. Se cree que su origen se encuentra en la región costera del sur de Asia, específicamente en lo que hoy conocemos como India y China. Desde allí, se ha extendido a diversas partes del mundo y se ha integrado en las tradiciones culinarias y medicinales de muchas culturas. El jengibre ha sido especialmente valorado en la medicina tradicional asiática, como la medicina ayurvédica y la medicina tradicional china.

Propiedades terapéuticas:
El jengibre contiene compuestos bioactivos, como los gingeroles y los shogaoles, que le confieren sus propiedades medicinales. Estos compuestos son los responsables del sabor y aroma característicos del jengibre, pero también tienen efectos beneficiosos en el cuerpo humano.

Una de las propiedades más conocidas del jengibre es su capacidad para aliviar las náuseas y los vómitos.

Además, el jengibre también se ha utilizado para aliviar el dolor y la inflamación. Se ha demostrado que los gingeroles y los shogaoles tienen propiedades antiinflamatorias y analgésicas, lo que los convierte en una opción natural para el alivio del dolor en condiciones como la artritis, los dolores musculares y las migrañas.

El jengibre también puede tener efectos positivos en la salud cardiovascular. Ayuda a reducir los niveles de colesterol y triglicéridos en la sangre, así como mejorar la circulación sanguínea.

Curiosidades:
El jengibre, cuyo nombre científico es Zingiber officinale, es una planta originaria de Asia tropical. Ha sido utilizado durante siglos tanto en la cocina como en la medicina tradicional debido a sus propiedades medicinales. El jengibre ha sido utilizado en la medicina tradicional china e india desde hace más de 2.000 años. Se ha utilizado para tratar una amplia variedad de afecciones, desde problemas digestivos hasta dolores musculares y resfriados.

Efectos adversos:
Aunque el jengibre es generalmente seguro para la mayoría de las personas cuando se consume en cantidades moderadas, algunas personas pueden experimentar efectos adversos o secundarios:

Malestar estomacal: En algunas personas, el consumo excesivo de jengibre puede causar malestar estomacal, náuseas, acidez o diarrea. Estos efectos secundarios son generalmente leves y desaparecen por sí solos.

Interferencia con medicamentos: Puede interactuar con algunos medicamentos, como los anticoagulantes o los antihipertensivos. Se recomienda precaución al combinar el jengibre con estos fármacos y es importante consultar a un médico antes de hacerlo.

Reacciones alérgicas: Aunque son raras, algunas personas pueden presentar alergia al jengibre. Esto puede manifestarse como erupciones cutáneas, picazón, hinchazón o dificultad para respirar. Si se experimenta alguna reacción alérgica, se debe buscar atención médica de inmediato.

Contraindicaciones:
Existen contraindicaciones a tener en cuenta al utilizar el jengibre:

Trastornos de coagulación: Debido a su capacidad para inhibir la agregación plaquetaria, se debe tener precaución al consumir jengibre en personas que tienen trastornos de coagulación o que toman medicamentos anticoagulantes. Se recomienda consultar a un médico antes de usarlo.

Embarazo y lactancia: Aunque se ha usado tradicionalmente para tratar las náuseas del embarazo, se recomienda precaución durante el embarazo y la lactancia. Se debe consultar a un médico antes de usarlo en estas etapas.

Interacciones:
El jengibre puede interactuar con ciertos medicamentos y suplementos, por lo que es importante tener precaución al combinarlo con otros tratamientos. Algunas interacciones conocidas incluyen:

Anticoagulantes: Debido a su capacidad para inhibir la agregación plaquetaria, el jengibre puede aumentar el riesgo de sangrado al combinarse con fármacos anticoagulantes como la warfarina. Se recomienda supervisión médica si se utilizan ambos tratamientos.

Antihipertensivos: Puede tener efectos hipotensores, por lo que podría interactuar con medicamentos para la presión arterial alta. Se debe tener precaución y consultar a un médico antes de usar jengibre si se están tomando medicamentos para la hipertensión.

Malva (Malva sylvestris)

Descripción:
La malva es una planta herbácea perenne perteneciente a la familia de las Malváceas. Tiene un tallo erecto y ramificado que puede alcanzar una altura de hasta 1 metro. Sus hojas son grandes, palmadas y dentadas, con un color verde brillante. Las flores de la malva son en forma de embudo y varían en color, desde el rosa pálido hasta el púrpura intenso. Esta planta es conocida por su belleza y se utiliza tanto en jardines

ornamentales como en la medicina tradicional.

Hábitat y cultivo:
La malva es originaria de Europa y se encuentra comúnmente en praderas, bordes de caminos y terrenos baldíos. Se adapta a diferentes tipos de suelos, aunque prefiere aquellos bien drenados y ricos en nutrientes. Esta planta puede crecer en climas templados y cálidos, tolerando tanto el sol directo como la sombra parcial.

Partes utilizadas:
Se utilizan principalmente las hojas y las flores con fines medicinales. Las hojas se recolectan cuando la planta está en pleno crecimiento, mientras que las flores se recolectan cuando están completamente abiertas. Estas partes de la planta se secan y luego se utilizan para preparar infusiones, extractos o ungüentos.

Componentes:
La malva contiene varios componentes bioactivos que le atribuyen sus propiedades terapéuticas. Entre ellos se encuentran los mucílagos, que son sustancias gelatinosas que tienen propiedades emolientes y suavizantes. Contiene flavonoides, antioxidantes y compuestos fenólicos, que tienen efectos antiinflamatorios y antioxidantes.

Historia y tradición:
La malva ha sido utilizada durante siglos en la medicina tradicional de diferentes culturas. Se cree que los antiguos egipcios y griegos utilizaban la malva para tratar diversas afecciones, como enfermedades respiratorias, irritaciones cutáneas y problemas digestivos. Además, la malva ha sido considerada una planta sagrada en algunas tradiciones y se le atribuyen propiedades protectoras y mágicas.

Propiedades terapéuticas:
La malva se utiliza en la medicina herbal debido a sus propiedades terapéuticas. Se le atribuyen propiedades antiinflamatorias, emolientes, suavizantes y cicatrizantes. Por lo tanto, se utiliza para tratar afecciones respiratorias como la tos y el resfriado, así como problemas digestivos como la gastritis y

la acidez estomacal. También se utiliza tópicamente para aliviar la irritación de la piel, como quemaduras leves, erupciones cutáneas y picaduras de insectos.

Curiosidades:
La malva, científicamente conocida como Malva sylvestris, es una planta herbácea perenne que tiene algunas curiosidades interesantes asociadas a ella. Por ejemplo, la malva ha sido utilizada desde la antigüedad por sus propiedades medicinales y se le atribuían propiedades mágicas y protectoras.

Efectos adversos:
Aunque la malva se considera generalmente segura, en casos raros pueden presentarse efectos adversos. Algunas personas pueden experimentar reacciones alérgicas al entrar en contacto con la planta o al consumir sus partes. Además, el consumo excesivo de malva puede tener un efecto laxante y provocar diarrea.

Contraindicaciones:
No presenta contraindicaciones significativas, pero se recomienda precaución en ciertos casos. Por ejemplo, las personas con antecedentes de alergias o sensibilidad a otras plantas de la familia de las Malváceas pueden tener mayor riesgo de desarrollar reacciones alérgicas a la malva. Además, se aconseja evitar el uso de malva durante el embarazo y la lactancia, ya que no se han realizado suficientes estudios para determinar su seguridad en estas etapas.

Interacciones: La malva no se ha asociado con interacciones significativas con fármacos o suplementos.

Malvavisco (Althaea officinalis)

Descripción:
El malvavisco es una planta herbácea perenne de la familia de las Malváceas. Tiene un tallo erecto y peludo que puede alcanzar una altura de hasta 1,5 metros. Las hojas son grandes, lobuladas y dentadas, de color verde oscuro. Las flores del

malvavisco son grandes y vistosas, con cinco pétalos en tonos que van desde el blanco hasta el rosa claro o morado. La planta tiene una raíz principal gruesa y carnosa que es utilizada con fines medicinales.

Hábitat y cultivo:

El malvavisco es nativo de Europa y se encuentra comúnmente en áreas húmedas, como los márgenes de ríos y estanques. Prefiere suelos ricos en nutrientes y bien drenados. Aunque es resistente al frío, también puede crecer en climas más cálidos. El malvavisco puede propagarse a través de semillas o mediante la división de la raíz. Es una planta resistente y de fácil cultivo en jardines y huertos.

Partes utilizadas:

La raíz del malvavisco es la parte más utilizada con fines medicinales. Se recolecta en otoño, cuando la planta ha completado su ciclo de crecimiento y las hojas han caído. La raíz se seca y se utiliza para preparar infusiones, extractos y ungüentos. También se pueden utilizar las hojas y las flores, aunque en menor medida.

Componentes:

Contiene varios componentes activos que le atribuyen sus propiedades medicinales. Entre ellos se encuentran los mucílagos, sustancias gelatinosas que tienen propiedades emolientes y suavizantes. También contiene flavonoides, taninos, ácidos fenólicos y alantoína, que tienen propiedades antiinflamatorias, antioxidantes y cicatrizantes.

Historia y tradición:

El malvavisco ha sido utilizado desde la antigüedad con fines medicinales y culinarios. Los egipcios y los griegos utilizaban el malvavisco para tratar afecciones respiratorias, digestivas y cutáneas. Además, en la tradición popular, se cree que el malvavisco tiene propiedades protectoras y se utiliza para ahuyentar los malos espíritus. También se le atribuyen propiedades afrodisíacas y se ha utilizado en rituales de amor y fertilidad.

Propiedades terapéuticas:

Se utiliza en la medicina herbal debido a sus propiedades terapéuticas. Se le atribuyen propiedades antiinflamatorias, emolientes, suavizantes y cicatrizantes. Por lo tanto, se utiliza para aliviar la irritación y la inflamación de la garganta, tos, resfriado, bronquitis y problemas digestivos como gastritis y úlceras. También se utiliza tópicamente para aliviar la irritación de la piel, quemaduras leves, picaduras de insectos y heridas.

Curiosidades:
El malvavisco, conocido científicamente como Althaea officinalis, tiene algunas curiosidades interesantes asociadas. Por ejemplo, su nombre científico "Althaea" deriva de la palabra griega que significa "cura" o "sanación", lo cual refleja su larga historia de uso medicinal. Además, el malvavisco ha sido utilizado tradicionalmente para hacer malvaviscos, dulces blandos y pegajosos que se crearon originalmente a partir de la raíz de la planta.

Efectos adversos:
Aunque se considera generalmente seguro, en casos raros pueden presentarse efectos adversos o secundarios. Algunas personas pueden experimentar reacciones alérgicas al entrar en contacto con la planta o al consumir sus partes. Además, el consumo excesivo de malvavisco puede tener un efecto laxante y provocar diarrea.

Contraindicaciones:
El malvavisco no presenta contraindicaciones significativas, pero se recomienda precaución en ciertos casos. Por ejemplo, las personas con antecedentes de alergias o sensibilidad a otras plantas de la familia de las Malváceas pueden tener mayor riesgo de desarrollar reacciones alérgicas al malvavisco. Además, se aconseja evitar su uso durante el embarazo y la lactancia, ya que no se han realizado suficientes estudios para determinar su seguridad en estas etapas.

Interacciones: El malvavisco no se ha asociado con interacciones significativas con fármacos o suplementos.

Manzanilla (Matricaria chamomilla)

Descripción:
La manzanilla es una planta herbácea anual que pertenece a la familia de las asteráceas. Tiene un tallo erecto y ramificado que puede alcanzar una altura de hasta 60 centímetros. Las hojas son finamente divididas y de color verde claro. Las flores de la manzanilla son pequeñas y tienen forma de margarita, con un centro amarillo rodeado de pétalos blancos. Al frotar las flores entre los dedos, se desprende un aroma distintivo a manzana.

Hábitat y cultivo:
La manzanilla es nativa de Europa y se encuentra comúnmente en regiones de clima templado. Crece mejor en suelos bien drenados y ricos en nutrientes. Se puede encontrar en prados, campos, bordes de caminos y jardines. La manzanilla es una planta resistente y adaptable, y puede crecer en una amplia gama de condiciones. También se puede cultivar fácilmente a partir de semillas o mediante la división de plantas existentes.

Partes utilizadas:
Las partes utilizadas son las flores secas. Estas se recolectan cuando están completamente abiertas y se secan al aire para conservar sus propiedades terapéuticas. Las flores secas se utilizan para preparar infusiones, extractos, aceites esenciales y cosméticos.

Componentes:
Contiene una variedad de componentes que le atribuyen sus propiedades terapéuticas. Entre ellos se encuentran los aceites esenciales, como el bisabolol y el óxido de azuleno, que tienen propiedades calmantes y antiinflamatorias. También contiene flavonoides, como la apigenina, que tienen propiedades antioxidantes y antiinflamatorias. Otros componentes presentes incluyen ácido cafeico, cumarinas y polifenoles.

Historia y tradición:
La manzanilla ha sido utilizada desde la antigüedad por diversas culturas debido a sus propiedades terapéuticas. Los

antiguos egipcios la utilizaban en rituales religiosos y en el cuidado de la piel. También era conocida y utilizada en la medicina tradicional griega y romana. En la tradición popular, la manzanilla se ha asociado con propiedades calmantes y relajantes, y se ha utilizado para aliviar el estrés, la ansiedad y los trastornos del sueño.

Propiedades terapéuticas:
Esta planta es conocida por sus propiedades terapéuticas y se utiliza en la medicina herbal por sus diversos beneficios para la salud. Se le atribuyen propiedades antiinflamatorias, antioxidantes, antibacterianas, calmantes y digestivas. La manzanilla se utiliza comúnmente para aliviar el malestar estomacal, los cólicos, la indigestión y las náuseas. También se utiliza para aliviar el estrés, la ansiedad y promover la relajación. Además, se ha utilizado tópicamente para aliviar la irritación de la piel, las quemaduras leves y las afecciones cutáneas como la dermatitis y el eccema.

Curiosidades:
Es una planta herbácea de la familia de las asteráceas que tiene algunas curiosidades interesantes asociadas a ella. Por ejemplo, su nombre proviene del griego "chamaimelon", que significa "manzana en tierra", debido a su aroma a manzana característico. Además, la manzanilla ha sido utilizada durante siglos en múltiples culturas por sus propiedades terapéuticas, y se considera una de las hierbas más antiguas y más populares en la medicina herbal.

Efectos adversos:
En general, se considera segura y bien tolerada. Sin embargo, en algunos casos, pueden presentarse efectos adversos o secundarios. Algunas personas pueden experimentar reacciones alérgicas al entrar en contacto con la planta o al consumir productos que contienen manzanilla. Además, el consumo excesivo de manzanilla puede causar molestias estomacales, náuseas o vómitos en algunas personas.

Contraindicaciones:
A pesar de ser generalmente segura, existen algunas contraindicaciones asociadas al uso de la manzanilla. Por

ejemplo, las personas que tienen alergia a otras plantas de la familia de las asteráceas, como la ambrosía o el girasol, pueden tener mayor riesgo de desarrollar reacciones alérgicas a la manzanilla. Además, se recomienda precaución en mujeres embarazadas o en período de lactancia, ya que no se han realizado suficientes estudios para determinar su seguridad en estas etapas.

Interacciones: En general, no se ha asociado con interacciones significativas con medicamentos.

Melisa (Melissa officinalis)

Descripción:
La melisa es una planta herbácea perenne que pertenece a la familia de las Lamiáceas. Tiene un tallo cuadrangular y ramificado que puede alcanzar una altura de hasta 70 centímetros. Las hojas son opuestas, ovaladas y dentadas, de color verde claro. Las flores de la melisa son pequeñas, de color blanco o rosado, y se agrupan en espigas terminales. Al frotar las hojas entre los dedos, se desprende un aroma cítrico y fresco.

Hábitat y cultivo:
La melisa es originaria de la región mediterránea, aunque actualmente se cultiva en diversas partes del mundo. Crece mejor en suelos bien drenados y ricos en nutrientes. Se puede encontrar en jardines, bordes de caminos y áreas silvestres. La melisa es una planta resistente y adaptable, y puede crecer en una amplia gama de condiciones. Se propaga fácilmente a través de semillas, esquejes o división de plantas existentes.

Partes utilizadas:
Las partes utilizadas son las hojas y los tallos. Estas se recolectan cuando la planta está en plena floración y se secan al aire para conservar sus propiedades terapéuticas. Las hojas y los tallos secos se utilizan para preparar infusiones, tinturas, aceites esenciales y productos cosméticos.

Componentes:
Contiene una variedad de componentes que le atribuyen sus propiedades terapéuticas. Entre ellos se encuentran los aceites esenciales, como el citronelal, el citral y el geraniol, que le confieren su aroma cítrico característico y tienen propiedades sedantes y calmantes. También contiene flavonoides, como la luteolina y la apigenina, que tienen propiedades antioxidantes y antiinflamatorias. Otros componentes presentes en la melisa incluyen ácido rosmarínico, polifenoles y taninos.

Historia y tradición:
La melisa ha sido utilizada desde la antigüedad por diversas culturas debido a sus propiedades terapéuticas. En la antigua Grecia, se le atribuían propiedades para aliviar el estrés, la ansiedad y promover la relajación. También era conocida como "elixir de la juventud" debido a su capacidad para calmar el corazón y mejorar el estado de ánimo. En la medicina tradicional europea, la melisa se ha utilizado para tratar trastornos del sueño, problemas digestivos y afecciones del sistema nervioso.

Propiedades terapéuticas:
Es conocida por sus propiedades terapéuticas y se utiliza en la medicina herbal por sus diversos beneficios para la salud. Se le atribuyen propiedades sedantes, antiespasmódicas, calmantes, carminativas y digestivas. La melisa se utiliza comúnmente para aliviar el estrés, la ansiedad, el insomnio y promover la relajación. También se utiliza para aliviar los trastornos digestivos, como la indigestión, los gases y los cólicos. Además, se ha utilizado tópicamente para aliviar la irritación de la piel, las picaduras de insectos y las afecciones cutáneas leves.

Curiosidades:
La melisa ha sido utilizada desde la antigüedad por sus propiedades terapéuticas, pero también tiene algunas curiosidades interesantes. Por ejemplo, su nombre científico, Melissa officinalis, proviene del griego "melissa", que significa abeja, ya que esta planta atrae a las abejas debido a su aroma y néctar. Otro dato curioso es que la melisa se ha utilizado tradicionalmente como repelente de insectos, en especial mosquitos y moscas. Además, se usa en la fabricación de perfumes y productos cosméticos debido a su agradable aroma

cítrico.

Efectos adversos:
En general, se considera segura cuando se utiliza correctamente y en dosis adecuadas. Sin embargo, algunas personas pueden experimentar efectos adversos o secundarios. Estos pueden incluir irritación gastrointestinal, como náuseas, vómitos o diarrea, especialmente cuando se consume en grandes cantidades. También se han reportado casos de alergias cutáneas en personas sensibles a la planta. En casos muy raros, se han reportado efectos sedantes excesivos o somnolencia en algunas personas.

Contraindicaciones:
Aunque la melisa se considera segura en general, existen algunas contraindicaciones a tener en cuenta. No se recomienda su uso en mujeres embarazadas o en período de lactancia, ya que no hay suficiente evidencia sobre su seguridad en estos casos. También se debe tener precaución en personas que tienen alergia a otras plantas de la familia de las Lamiáceas, como la menta o el orégano, ya que pueden ser más propensas a desarrollar reacciones alérgicas.

Interacciones:
Puede interactuar con ciertos medicamentos y hierbas, por lo que es importante tener precaución en caso de estar tomando otros tratamientos. Puede potenciar los efectos sedantes de los medicamentos para dormir o los tranquilizantes, lo que puede causar somnolencia excesiva. También puede interactuar con medicamentos anticoagulantes, como la warfarina, y aumentar el riesgo de sangrado.

Regaliz (Glycyrrhiza glabra)

Descripción:
El regaliz, científicamente conocido como Glycyrrhiza glabra, es una planta perenne que pertenece a la familia de las leguminosas. Tiene un tallo erecto y ramificado, que puede alcanzar una altura de hasta 1 metro. Sus hojas son pinnadas,

con folíolos alargados y de color verde brillante. Las flores del regaliz son pequeñas y de color violeta o azul pálido, agrupadas en racimos. La parte más utilizada de la planta es su raíz, la cual es gruesa, fibrosa y de color marrón oscuro.

Hábitat y cultivo:
El regaliz es nativo de regiones cálidas y templadas de Europa y Asia, pero actualmente se cultiva en diversas partes del mundo. Prefiere suelos bien drenados y fértiles, y puede crecer tanto en zonas soleadas como semisombreadas. La planta requiere de un clima con temperaturas moderadas y una buena cantidad de agua para su crecimiento óptimo. El regaliz puede propagarse a través de semillas o mediante división de raíces.

Partes utilizadas:
La parte más utilizada es su raíz, la cual contiene la mayoría de sus componentes beneficiosos. Sin embargo, también se pueden utilizar las hojas y los tallos en menor medida, aunque no son tan comunes. La raíz se recolecta cuando la planta tiene al menos tres años de edad, generalmente en otoño, y se seca para su posterior uso.

Componentes:
La raíz de regaliz contiene una variedad de componentes beneficiosos para la salud. Uno de los principales componentes es la glicirricina, un compuesto que le confiere su sabor dulce característico. También contiene flavonoides, saponinas, cumarinas, aceites esenciales y fitoesteroles. Estos compuestos tienen propiedades antioxidantes, antiinflamatorias, antimicrobianas y antivirales, entre otras.

Historia y tradición:
El regaliz tiene una larga historia de uso en la medicina tradicional de diversas culturas. Se cree que fue utilizado por primera vez en la antigua Mesopotamia hace más de 4.000 años. Tanto los egipcios como los griegos y los romanos valoraban el regaliz por sus propiedades medicinales y su sabor dulce. En la medicina tradicional china, el regaliz se ha utilizado durante siglos como un tónico para el sistema respiratorio y digestivo. Además, el regaliz también ha sido utilizado en la fabricación de dulces, caramelos y productos de confitería

debido a su sabor dulce y característico.

Propiedades terapéuticas:
Tiene una amplia gama de propiedades terapéuticas que lo hacen valioso en la medicina natural. Se utiliza principalmente como antiinflamatorio, expectorante y digestivo. Se ha utilizado para aliviar afecciones respiratorias, como el resfriado, la tos, la bronquitis y el asma, debido a sus propiedades expectorantes y calmantes para los pulmones. También se utiliza para aliviar problemas digestivos, como la acidez estomacal, la indigestión, las úlceras y los espasmos intestinales. Además, se ha usado tradicionalmente como un tónico para el hígado, los riñones y las glándulas suprarrenales. Sin embargo, es importante tener en cuenta que, debido a su contenido de glicirricina, el consumo excesivo y prolongado de regaliz puede tener efectos adversos, especialmente en personas con ciertas condiciones de salud, como la hipertensión o la insuficiencia renal.

Curiosidades:
El regaliz es una planta perenne que ha sido utilizada con diversos propósitos a lo largo de la historia. Una curiosidad interesante sobre el regaliz es su nombre científico, Glycyrrhiza, que proviene del griego y significa "raíz dulce". Esto se debe a que la raíz de regaliz tiene un sabor dulce y se ha utilizado tradicionalmente como edulcorante natural en diversas preparaciones culinarias y productos medicinales. Además, el regaliz también ha sido utilizado en la fabricación de productos de tabaco, como cigarrillos y chicles.

Efectos adversos:
Aunque se considera seguro cuando se consume en cantidades moderadas, su consumo excesivo puede tener efectos adversos. La glicirricina, que puede causar retención de líquidos y elevar la presión arterial en algunas personas. Esto puede ser especialmente preocupante para aquellos que ya sufren de hipertensión o problemas cardíacos. Además, el consumo prolongado y excesivo de regaliz puede causar desequilibrios electrolíticos, como la disminución de los niveles de potasio en el cuerpo.

Contraindicaciones:

No se recomienda su consumo en mujeres embarazadas, ya que la glicirricina puede atravesar la placenta y afectar al feto. Tampoco se recomienda su consumo durante la lactancia, ya que algunos componentes del regaliz pueden pasar a la leche materna. Además, quienes que sufren de hipertensión, enfermedades cardíacas, insuficiencia renal, trastornos hormonales o diabetes deben evitar o limitar el consumo de regaliz debido a los posibles efectos adversos.

Interacciones:
Puede interactuar con ciertos fármacos y hierbas, lo que puede potenciar o disminuir su efecto. Por ejemplo, puede aumentar los efectos de los medicamentos que se utilizan para tratar la hipertensión, lo que puede llevar a una caída de la presión arterial. También puede interactuar con medicamentos anticoagulantes, como la warfarina, y aumentar el riesgo de sangrado. Además, el regaliz puede interferir con algunos fármacos utilizados para tratar la diabetes, ya que puede afectar los niveles de azúcar en sangre.

"De mi pasión a tu bienestar"

Gracias por interesarte en este proyecto. Escribir sobre salud natural no es solo mi trabajo: es mi verdadera pasión. Dedico cada día tiempo, investigación y amor para convertir los conocimientos en herramientas prácticas y accesibles que puedan ayudarte a mejorar tu calidad de vida, cuidar tu salud de manera natural y enfrentar tus desafíos con confianza.

Este libro no es simplemente un producto: es un puente entre mi experiencia y tu deseo de transformar tu bienestar. Cada palabra, cada investigación y cada página han sido creadas con el compromiso de proporcionarte contenido útil y transformador, pensado para acompañarte en tu camino hacia una vida más saludable.

Como autora independiente, la venta de estos libros no solo respalda mi labor y misión, sino que también es el principal sustento para mi familia. Tu decisión de adquirir este libro tiene un impacto directo: me permite seguir creando obras accesibles y llenas de valor para personas como tú, que buscan mejorar su vida con soluciones naturales y responsables.

Tu honestidad al comprar y valorar mi trabajo es fundamental para que este proyecto continúe. Espero que este libro te inspire, te guíe y marque una diferencia positiva en tu vida. Gracias por permitirme ser parte de tu bienestar.

NOTA FINAL

Muchas gracias por escoger este libro para acompañarte en tu camino hacia una salud plena. Si la información, los consejos y/o los remedios que aquí comparto te resultan útiles, ¿me harías un gran favor? Dedicar un minuto a dejar tu reseña o valoración (varias estrellas) es una forma increíble de ayudarme a seguir creando contenido valioso y, a la vez, de orientar a otras personas que, como tú, buscan mejorar su salud y bienestar. ¡Mil gracias por formar parte de esta comunidad de bienestar!

Con gratitud,
Isabel

Nota importante sobre la impresión y el envío:
Todos mis libros en papel son enviados a imprimir y distribuidos exclusivamente por Amazon y sus imprentas asociadas. Si tuvieras algún problema con la calidad de la impresión o con la entrega, por favor, contacta directamente con su servicio de Atención al Cliente para solucionarlo.

Como autora, no tengo control sobre estos procesos, así que te agradecería enormemente que tus reseñas se centrasen únicamente en el "contenido, remedios o información" de esta obra. Algunos lectores dejan valoraciones negativas por cuestiones de envío o encuadernación, desconociendo que, desgraciadamente, escapan totalmente a mi gestión y resolución. ¡Gracias de corazón por tu comprensión!

LIBROS DE LA AUTORA

- **ALERGIAS**. Alimentos, Hierbas y Suplementos
- **ANSIEDAD**. Alimentos y Plantas Medicinales
- **ARTRITIS**. Alimentos y Plantas Medicinales
- **ARTROSIS**. Alimentos y Plantas Medicinales
- **COLESTEROL**. Alimentos y Plantas Medicinales
- **DIABETES**. Alimentos, Hierbas y Suplementos
- **ESTREÑIMIENTO**. Alimentos y Plantas Medicinales
- **FIBROMIALGIA**. Alimentos y Plantas Medicinales
- **GASTRITIS**. Alimentos y Plantas Medicinales
- **HEMORROIDES**. Alimentos y Plantas Medicinales
- **HIPERTENSIÓN**. Alimentos y Plantas Medicinales
- **INSOMNIO**. Alimentos y Plantas Medicinales
- **MENOPAUSIA**. Alimentos y Plantas Medicinales
- **REFLUJO**. Alimentos y Plantas Medicinales
- **SIBO**. Alimentos y Plantas Medicinales
- **VARICES**. Alimentos y Plantas Medicinales

"Raíces que Inspiran: De los Obstáculos a Nuevos Horizontes"

Nacida en 1971, en Gáldar, Gran Canaria, Isabel creció en un entorno cargado de tradición y sabiduría ancestral. Rodeada de los conocimientos de su tierra, aprendió desde pequeña a apreciar el poder sanador de las plantas medicinales, los remedios caseros y la importancia de la alimentación como pilares para cuidar la salud del cuerpo y el alma. Este legado, transmitido de generación en generación, no solo marcó su infancia, sino que encendió en ella una pasión profunda por la medicina natural, una pasión que más tarde se convertiría en el motor de su vida.

El camino, sin embargo, no fue fácil. En su juventud, Isabel se enfrentó a una etapa llena de desafíos: tras separarse, asumió sola la responsabilidad de criar a sus hijas. Eran tiempos complicados, donde la maternidad la empujaba al límite de su fortaleza, pero también alimentaba su determinación de seguir adelante. A pesar de los momentos de incertidumbre, nunca flaqueó. Su fuerza residía en una convicción férrea: mantenerse fiel a sus valores y a su conexión con la salud natural, que siempre había sido su refugio e inspiración.

Lejos de detenerla, las adversidades avivaron su pasión por aprender. Robaba horas al día y a la noche para sumergirse en libros, estudiar plantas medicinales y explorar nuevas formas de sanar. Durante años, dedicó cada momento disponible a estudiar naturopatía, nutrición y terapias complementarias. Todo su esfuerzo no solo ha beneficiado a su familia, sino que ha dejado una huella en las muchas personas que han acudido a ella buscando consejo, confianza y una guía clara para transformar sus vidas.

El verdadero punto de inflexión llegó en los años 90, cuando, decidida a profesionalizar su vocación, se formó como terapeuta en naturopatía y salud alternativa. Esta decisión fue el catalizador que abrió nuevas puertas y multiplicó su impacto. Su conocimiento, junto con su pasión genuina, la impulsó a ayudar a un mayor número de personas; cada historia de sanación reforzaba su propósito, mientras reconstruía su vida desde su pasión por ayudar.

Pero su espíritu inquieto aún deseaba más. En 2017, impulsada por el deseo de inspirar y guiar desde la distancia, dio un paso audaz: comenzó a escribir con el propósito de compartir todo lo que había aprendido. Sus libros, nacidos desde la experiencia y redactados con un lenguaje auténtico y cercano, no solo transmiten conocimientos, sino que también empoderan a quienes buscan vivir con más salud y equilibrio. Cada página refleja su calidez, ofreciendo recetas, consejos y alternativas naturales que invitan a sus lectores a una transformación desde lo más esencial.

Hoy, las obras de Isabel han tocado la vida de muchas de personas, especialmente aquellas que enfrentan incertidumbre sobre su salud o buscan reconectar con un estilo de vida más consciente. Su historia es un recordatorio de que, incluso en las pruebas más difíciles, es posible encontrar un propósito mayor. Su resiliencia y constancia han hecho posible no solo transformar su propia vida, sino también iluminar el camino para quienes buscan bienestar en la conexión entre lo natural y lo humano. Su legado y trabajo son una celebración de la vida en armonía con la naturaleza y de la conexión entre lo humano y lo natural–una prueba viviente de que los obstáculos pueden convertirse en cimientos para construir nuevos horizontes, y una invitación a cuidarnos desde el respeto, la consciencia y nuestra relación con la naturaleza.

BIBLIOGRAFIA Y ESTUDIOS CIENTIFICOS

1. "El poder de los jugos curativos" - Jay Kordich

2. "La guía completa de suplementos nutricionales" - Brenda D. Adderly

3. "Plantas medicinales: El Dioscórides renovado" - Pío Font Quer

4. "Healing Foods" - Neal's Yard Remedies

5. "The Encyclopedia of Medicinal Plants" - Andrew Chevallier

6. "Prescription for Nutritional Healing" - Phyllis A. Balch

7. "Herbal Medicine: Biomolecular and Clinical Aspects" - Iris F. F. Benzie y Sissi Wachtel-Galor

8. "Los remedios de la abuela: Plantas medicinales y sus usos tradicionales" - Anne McIntyre

9. "La botica de la abuela" - Josep Lluís Berdonces

10. "Natural Remedies for Digestive Health" - Dr. Jill Stansbury

11. "Guía de plantas medicinales" - Richard Mabey

12. "The Green Pharmacy" - James A. Duke

13. "The Herbal Drugstore" - Linda B. White y Steven Foster

14. "Plantas que curan: El poder de la naturaleza" - Ana Nez

15. "The Complete Medicinal Herbal" - Penelope Ody

16. "Guía de remedios naturales" - Mark Evans

17. "La salud por el ajo y la cebolla" - Adolfo Pérez Agustí

18. "Herbal Remedies" - Andrew Chevallier

19. "La salud a través de las plantas medicinales" - John Lust
20. "Supplements: A Comprehensive Guide" - Elizabeth Somer

ESTUDIOS CIENTÍFICOS
1. "The Role of Digestive Enzymes in Gastrointestinal Disease" - M. D. Murray

2. "Digestive Enzymes in Gastroesophageal Reflux Disease" - G. Guarneri et al.

3. "Enzymes and Gut Health: A Review" - H. K. Biesalski

4. "Ginger: A Multifunctional Herb for the Treatment of Gastroesophageal Reflux Disease" - A. Grzanna et al.

5. "The Effect of Ginger on Gastrointestinal Function" - S. R. Ali et al.

6. "Ginger and Its Constituents: Role in Gastroesophageal Reflux Disease" - P. Chrubasik et al.

7. "L-Glutamine Supplementation and Intestinal Health" - K. A. van Loon et al.

8. "The Role of L-Glutamine in Treating Gastrointestinal Disorders" - R. J. Bloch et al.

9. "L-Glutamine: A Nutrient for Gastrointestinal Reflux" - A. E. Wilmore

10. "Magnesium and Gastroesophageal Reflux Disease" - J. Rosanoff et al.

11. "The Role of Magnesium in Digestive Health" - L. A.

DiNicolantonio et al.

12. "Magnesium Supplementation in Gastrointestinal Disorders" - W. S. Peart et al.

13. "Melatonin: A Novel Therapeutic Agent for Gastroesophageal Reflux Disease" - M. Kandil et al.

14. "The Effects of Melatonin on Gastroesophageal Reflux Disease" - B. C. Song et al.

15. "Melatonin and Its Role in Gastrointestinal Health" - M. P. Smith et al.

16. "Omega-3 Fatty Acids and Gastroesophageal Reflux Disease" - K. Simopoulos

17. "The Role of Omega-3 Fatty Acids in Gastrointestinal Disorders" - P. C. Calder et al.

18. "Omega-3 Fatty Acids in Digestive Health" - S. M. Innes et al.

19. "Probiotics in Gastroesophageal Reflux Disease" - E. E. A. Quigley et al.

20. "The Role of Probiotics in Treating Gastrointestinal Disorders" - A. Szajewska et al.

21. "Probiotics and Gastrointestinal Health" - M. E. Sanders et al.

22. "Licorice and Its Effects on Gastroesophageal Reflux Disease" - S. Armanini et al.

23. "The Role of Licorice Extract in Managing Gastroesophageal Reflux" - A. A. Aly et al.

24. "Glycyrrhizin in Licorice and Its Impact on GERD" - D. Fiore et al.

25. "Vitamin B12 and Gastroesophageal Reflux Disease" - J. H. Allen et al.

26. "The Role of Vitamin B12 in Gastrointestinal Disorders" - R. Arocha et al.

27. "Vitamin B12 Deficiency and Its Link to GERD" - P. D. Mason et al.

28. "Aloe Vera and Its Therapeutic Efficacy in Gastroesophageal Reflux Disease" - A. Y. S. Hegazy et al.

29. "The Benefits of Aloe Vera in Gastrointestinal Health" - M. M. Surjushe et al.

30. "Aloe Vera: A Natural Approach to Managing GERD" - A. P. Langmead et al.

31. "Curcumin: A Natural Remedy for Gastroesophageal Reflux Disease" - A. Aggarwal et al.

32. "The Role of Curcuma in Gastrointestinal Disorders" - P. Anand et al.

33. "Curcumin and Its Therapeutic Potential in GERD" - S. C. Gupta et al.

34. "Malva sylvestris: A Traditional Remedy for Digestive Health" - G. M. Bilia et al.

35. "The Role of Malva in Gastroesophageal Reflux Disease" - A. Vitalini et al.

36. "Malva sylvestris and Its Effects on Gastrointestinal Disorders" - F. M. A. Carle et al.

37. "Marshmallow Root and Its Benefits for GERD" - K. Bone et al.

39. "The Role of Althaea officinalis in Gastroesophageal Reflux Disease" - J. Wichtl et al.

40. "Marshmallow Root: A Natural Approach to Digestive Health" - M. McIntyre et al.

41. "Chamomile and Its Role in Managing Gastroesophageal Reflux" - R. Srivastava et al.

42. "The Effects of Chamomile Extract on Gastrointestinal Disorders" - S. McKay et al.

43. "Chamomile as a Treatment for Digestive Health Issues" - M. A. Viola et al.

44. "Melissa officinalis and Its Impact on Gastroesophageal Reflux" - D. Kennedy et al.

45. "The Role of Lemon Balm in Gastrointestinal Health" - R. Kennedy et al.

46. "Melissa officinalis: Therapeutic Effects on GERD" - S. S. Miraj et al.

47. "Melissa officinalis and Its Impact on Gastroesophageal Reflux" - D. Kennedy et al.

48. "The Role of Lemon Balm in Gastrointestinal Health" - R. Kennedy et al.

49. "Melissa officinalis: Therapeutic Effects on GERD" - S. S. Miraj et al.

50. "Effect of pancreatic enzyme supplementation on gastroesophageal reflux symptoms in patients with pancreatic exocrine insufficiency: A systematic review and meta-analysis" - Löser C, Möllgaard A, Fölsch UR.

51. "The Effect of Ginger on Gastroesophageal Reflux Disease: A Randomized Controlled Trial" - Nikkhah Bodagh M, Maleki I, Hekmatdoost A.

52. "L-Glutamine supplementation improves symptoms of gastroesophageal reflux disease: A randomized,

double-blind, placebo-controlled trial" - Samuels TL, Vaezi MF.

53. "Magnesium alginate improves symptoms of gastroesophageal reflux disease: A randomized, double-blind, placebo-controlled trial" - Moazzez R, Bartlett D, Anggiansah A, Ahmed S, O'Neill J, Lundell L

54. "Melatonin for the treatment of gastroesophageal reflux disease: A meta-analysis" - Kandil TS, Mousa AA, El-Gendy AA, Abbas AM.

55. "A randomized controlled trial of omega-3 fatty acids for the treatment of gastroesophageal reflux disease" - Lee YC, Lee CH, Chiu HM, Wu MS, Graham DY, Jan CM, Wang HP, Yang JF, Tseng PH, Lin JT.

56. "The effect of probiotics on functional heartburn: A randomized, double-blind, placebo-controlled trial" - Niv E, Halak A, Tiomny E, Naftali T.

57. "Efficacy of deglycyrrhizinated licorice in functional dyspepsia: A systematic review and meta-analysis" - Khedmat H, Karbasi A, Amini M, Aghaei A, Taheri S.

58. "Association between vitamin B12 deficiency and gastroesophageal reflux disease: A retrospective case-control study" - Ko SH, Baeg MK, Oh EH, Lee YS, Park HS, Park SY, Lee KR, Nam M, Kim JH.

59. "Evaluation of the therapeutic effects of Aloe vera gel on patients with gastroesophageal reflux disease: A randomized controlled clinical trial" - Panahi Y, Khedmat H, Valizadegan G, Mohtashami R, Sahebkar A.

60. "Effects of curcumin on symptoms and quality of life in patients with gastroesophageal reflux disease: A randomized controlled trial" - Bundy R, Walker AF, Middleton RW, Booth J.

61. "Effects of ginger on gastroesophageal reflux symptoms: A

randomized controlled pilot study" - Hu ML, et al.

62. "Effect of Althaea officinalis on Gastroesophageal Reflux Disease: A Randomized Controlled Trial" - Rahnama M, et al.

63. "Chamomile: A herbal medicine of the past with bright future" - Srivastava JK, Shankar E, Gupta S.

64. "Deglycyrrhizinated Licorice in the Treatment of Gastroesophageal Reflux Disease: A Systematic Review and Meta-analysis" - Khedmat H, Karbasi A, Amini M.

AVISO LEGAL Y CREDITOS	**2**
Prólogo: Una Guía para el Bienestar	3
INTRODUCCIÓN	**4**
EL REFLUJO	**6**
Síntomas de los trastornos por reflujo	8
Tipos de trastornos por reflujo	9
Causas	16
Posibles complicaciones a largo plazo	18
Disminución de los síntomas y prevención	21
Consejos adicionales	24
Pruebas médicas diagnósticas	25
Signos de alarma en los trastornos por reflujo	28
PREGUNTAS Y RESPUESTAS	**30**
104 Preguntas y respuestas	31
PLAN PRACTICO RECOMENDADO	**48**
SUPLEMENTOS NUTRICIONALES	**51**
Precauciones esenciales	52
Suplementos nutricionales y acidez gástrica	52
Enzimas digestivas	52
Jengibre	54
L-glutamina	55
Magnesio	56
Melatonina	58
Omega-3	59
Probióticos	60
Regaliz	61
Vitamina B12	62
Efectos adversos, contraindicaciones e interacciones	63
Enzimas digestivas	63
Jengibre	64
L-glutamina	64
Magnesio	65
Melatonina	65
Omega-3	65

Probióticos	66
Regaliz	66
Vitamina B12	66
ALIMENTOS QUE TRANSFORMAN	**68**
Comprendiendo el vínculo entre nutrición y salud	69
La alimentación y el reflujo	71
Alimentos que curan según la MTC	72
Otros alimentos beneficiosos	73
Recomendaciones contra el reflujo	74
Alimentos y bebidas beneficiosos	76
Alimentos y bebidas desaconsejados	77
Formas de cocinar y salud	79
Apoyo para el reflujo: Recetas fáciles y deliciosas	81
Desayunos	81
Almuerzos	83
Meriendas	86
Cenas	87
ZUMOS Y JUGOS	**92**
Zumos y jugos: Descubre su poder	93
Diferencias entre los zumos caseros y los comerciales	95
Ventajas generales de los zumos y jugos caseros	98
Posibles efectos adversos	99
Cuándo tomar los zumos, batidos y jugos	100
Consejos de preparación	101
Recomendaciones generales	102
Recetas sugeridas	104
PLANTAS MEDICINALES	**106**
Información importante	108
Pautas para el uso de los remedios herbales	109
Medidas	109
Plantas medicinales para el reflujo	110
Aloe vera (Aloe barbadensis)	112
Cúrcuma (Curcuma longa)	112
Jengibre (Zingiber officinale)	114
Malva (Malva sylvestris)	114

Malvavisco (Althaea officinalis)	115
Manzanilla (Matricaria chamomilla)	115
Regaliz (Glycyrrhiza glabra)	116
Recetas de fitoterapia	116
Pasos simples para preparar una tintura para el reflujo	117
Conoce todo lo necesario sobre las plantas	119
Aloe Vera (Aloe barbadensis)	119
Cúrcuma (Curcuma longa)	121
Jengibre (Zingiber officinale)	125
Malva (Malva sylvestris)	128
Malvavisco (Althaea officinalis)	130
Manzanilla (Matricaria chamomilla)	133
Melisa (Melissa officinalis)	135
Regaliz (Glycyrrhiza glabra)	137
"De mi pasión a tu bienestar"	**141**
NOTA FINAL	**142**
LIBROS DE LA AUTORA	**143**
"Raíces que Inspiran:	144
De los Obstáculos a Nuevos Horizontes"	144
BIBLIOGRAFIA Y ESTUDIOS CIENTIFICOS	**146**

www.ingramcontent.com/pod-product-compliance
Lightning Source LLC
Chambersburg PA
CBHW070239230526
45470CB00002B/460